天津市科普重点项目

医患交流·癌症防治与康复系列丛书

胃癌
百问百答

名誉主编　梁　寒
主　　编　刘　勇
编　　委　（按姓氏汉语拼音排序）
　　　　　蔡明志　柯　彬　李　斌　李静燃
　　　　　王会英　王园园　吴亮亮　杨岚岚
　　　　　张　李　张新伟　赵　宁

天津出版传媒集团

天津科技翻译出版有限公司

图书在版编目(CIP)数据

胃癌百问百答 / 刘勇主编. —天津：天津科技翻译出版有限公司, 2017.6

（医患交流·癌症防治与康复系列丛书）

ISBN 978-7-5433-3691-9

Ⅰ.①胃… Ⅱ.①刘… Ⅲ.①胃癌–诊疗–问题解答Ⅳ.①R735.2–44

中国版本图书馆 CIP 数据核字(2017)第 112848 号

出　　　版：天津科技翻译出版有限公司
出 版 人：刘 庆
地　　　址：天津市南开区白堤路 244 号
邮政编码：300192
电　　　话：(022)87894896
传　　　真：(022)87895650
网　　　址：www.tsttpc.com
印　　　刷：天津市银博印刷集团有限公司
发　　　行：全国新华书店
版本记录：700×960　16 开本　9.5 印张　95 千字
　　　　　　2017 年 6 月第 1 版　2017 年 6 月第 1 次印刷
　　　　　　定价：22.00 元

丛书编委会名单

名 誉 主 编　王　平　李　强

名誉副主编　赵　强　刘　莉　高　明　郝继辉

　　　　　　张晓亮　黑　静　陈可欣　王长利

丛 书 主 编　张会来

丛 书 编 委　(按姓氏汉语拼音排序)

　　　　　　陈旭升　崔云龙　戴　东　胡元晶

　　　　　　刘　勇　齐立强　宋　拯　宋天强

　　　　　　宋玉华　王　鹏　王　晴　王晟广

　　　　　　杨吉龙　姚　欣　于海鹏　岳　杰

　　　　　　赵　博　赵　军　赵　鹏　赵金坤

　　　　　　郑向前　庄　严　庄洪卿

丛 书 序

随着我国社会经济的发展以及老龄化的加速,恶性肿瘤的发病率呈逐年上升的趋势,已成为严重威胁人民生命与健康的首要疾病。我国肿瘤防控目标是降低发病率,减少死亡率。许多研究表明,肿瘤是可以预防或改善预后的,1/3 的恶性肿瘤可以预防,1/3 通过早期发现、诊断后可以治愈,另外 1/3 通过合理有效的治疗不仅可以改善肿瘤患者的生活质量,也可以使患者的生存期得到延长。但普通公众,一方面对于肿瘤的发生、发展等一般知识缺乏了解,很多人都谈癌色变;另一方面,对肿瘤诊断、治疗的水平的提高认识不足,认为肿瘤就是绝症,因而影响了预防及治疗。因此,提高健康意识、普及肿瘤防治相关科学知识是目前医务工作者和普通公众共同面临的一项艰巨任务。

天津医科大学肿瘤医院作为我国规模最大的肿瘤防治研究基地之一,以严谨求实的治学作风培养了一大批医学才俊。这套《医患交流·癌症防治与康复》系列丛书就是由该医院的优秀青年专家以科学研究与临床实践为依据,从普通公众关心的问题出发编写而成。对肺癌、胃癌、结直肠癌、食管癌、乳腺癌、恶性淋巴瘤,以及肝胆胰、妇科、甲状腺等常见肿瘤，从读者的角度、以问答的形式概述了各肿瘤病种的致病因素、临床表现，以及诊断、治疗、康复知识。其目的在于答疑解惑，交流经验，给予指导和建议，提高患者及公众对肿瘤防治的认识，克服恐惧，进而开展有利的预防措施，正确对待肿瘤的治疗方法，接受合理的康复措施。

本套丛书内容客观、全面，语言通俗、生动，科学性、实用性强，不失为医学科普书籍的最大创新亮点与鲜明特色。

郝希山

中 国 工 程 院 院 士
中国抗癌协会理事长

前　言

　　胃癌是全球范围内的高发恶性肿瘤,据世界卫生组织统计,每年全球新发生的胃癌病例近 100 万人, 其中发生在中国内地的病例占 47%,接近 50 万人。胃癌的主要危险因素是不良的饮食习惯、烹调方式,其中高盐饮食是主要原因,腌制、烟熏、油炸、烧烤以及食物中的亚硝胺类均是潜在的致癌因素。幽门螺杆菌感染是明确的致癌因素。科普宣传,培养居民的健康饮食习惯和烹调方法,提高居民的健康意识,对预防胃癌及早期发现胃癌至关重要。中、日、韩同为胃癌的高发地区,但是临床收治患者的结构有很大不同:日本从 20 世纪 60 年代就开展了全国普查,因此早期胃癌占临床收治病例的 80%;韩国胃癌研究虽然起步较晚,但是近 20 年来进步迅速,大有赶超日本的势头,早期胃癌的比例也超过 50%;中国由于是多民族国家,幅员辽阔,各地区居民生活饮食习惯迥异,因此,全国不同地区的发病率差异显著。发病率最高的甘肃武威地区达到 58/10 万人,发病率低的云南地区只有 8/10 万人,因此不具备开展全国普查的条件。经过近 10 余年努力,我国胃癌早期诊断率较前有了显著提高。据 2014—2015 年度全国 70 家医疗机构 6 万例胃癌的临床大数据, 早期胃癌接近 20%。但是与日、韩仍有很大差距。新抗癌药物、靶向药物的临床应用,微创技术的进步以及精准医学的起步和多学科诊疗模式开展、个体化医疗理念兴起,为胃癌的综合治疗提供了有力的保障。对于分化良好、局限在黏膜内的早期胃癌可以选择内镜下微创手术;早期胃癌还可以采取腹腔镜或机器人等微创手术。对于局部进展期胃癌,采取标准的胃癌根治手术;对于局部晚期的病例,采取术前化疗可以提高根治性切除率;对于采取了根治性手术的病例,除早期病例,可以根据病情及患者的体质状况,采取术后化疗或放化疗。针对 HER-2 阳性的病例,可以适时配合靶向药物以增加疗效。经过全国同仁近 10 余年的努力,我国胃癌诊治水平有了长足的进步,2017 年 4 月在北京成功举办了第 12 届世界胃癌大会。相信在不久的将来,我国早期胃癌的诊断率和治愈率都将得到显著的提高。

本书编者均来自临床一线医生,有着丰富的临床实践经验,接触大量患者和家属。

本书虽由专业人士编写,但尽量去除了晦涩的专业术语,客观表述问题,随问作答,循序渐进,将疾病的全貌展示给读者。整书将公众关心的主要问题均一一列入,从预防到治疗,囊括整个过程,包括目前治疗的最新进展。

书中包括胃癌的发病因素、预防措施,具体到日常生活的衣食住行,甚为详尽。对胃癌早期如何发现进行了解答。对于确诊的胃癌患者,书中细致解答了术前的必要检查措施、手术的简要说明、术后的注意事项、手术并发症的预防以及术后康复护理措施。对胃癌的综合治疗包括放疗、化疗、生物免疫治疗、靶向治疗、中医药治疗等进行了较为详细的讲解,使患者和家属对治疗不茫然、不恐惧、不慌张,对治疗的风险有充足的准备和应对方案。

由于编写时间仓促,书中难免有疏漏和不足之处,希望读者能不吝指正,将本书更好地充实和完善,以令更多读者和公众受益。

2017 年 3 月

目　录

基础疑问

诊断疑问

治疗疑问

康复疑问

基础疑问

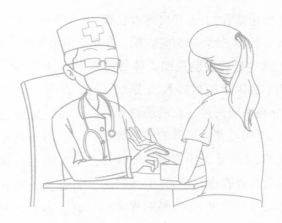

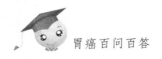

1 什么是胃癌？

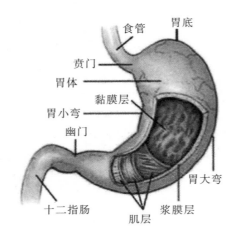

食管

胃底

贲门

胃体

黏膜层

胃小弯

幽门

十二指肠

肌层

浆膜层

胃大弯

胃，是我们的消化器官，上方开口连着食管，下方开口连着小肠。胃壁最内侧是黏膜层，中间为肌层，最外侧为浆膜层。胃癌最初出现在胃的内侧黏膜中。在正常的情况下，这些黏膜细胞按照人体的需求生长，保持着一定的数量，不多也不少。在一些不良因素的刺激下，个别细胞变成癌细胞，分裂增殖失控，长成恶性肿瘤，就成了胃癌。胃癌可发生于胃的任何部位，但多见于胃窦部，尤其是胃小弯侧。随着肿瘤的增大，或突出在胃腔内，或向胃壁深处发展。根据癌组织的浸润程度，分为早期胃癌和进展期胃癌(中、晚期胃癌)。当向胃壁深处发展并完全突破胃壁后，可扩散至周围大肠、胰腺、腹膜等器官。

温馨提示

癌细胞还可以随血液、淋巴液流动到胃以外的地方生长，称为转移；如转移到肝脏里面生长，就称为肝转移。

2 胃癌是如何发生的？

胃癌是一种多因素疾病。致癌是一个多因素过程，与宿主因素、幽门螺杆菌(Hp)感染以及环境因素的相互作用有关；Hp 感染和饮食是胃癌的主要致癌因素。在最终形成胃癌之前,胃黏膜经历慢性胃炎、萎缩性胃炎、溃疡、肠上皮化生和异型增生等一系列演变过程。

3 **胃癌的癌前病变是什么?**

胃癌癌前状态包括癌前疾病与癌前病变。胃癌的癌前病变包括肠上皮化生和异型增生。异型增生是目前公认的癌前病变,尤其中、重度异型增生。上皮内瘤变是异型增生的同义词。世界卫生组织推荐将上皮内瘤变分为2级,即低级别与高级别上皮内瘤变。荷兰的相关研究显示,慢性萎缩性胃炎、肠化生、低级别上皮内瘤变、高级别上皮内瘤变患者最终发展为胃癌的分别为0.10%、0.25%、0.60%、6.00%。国内的相关研究发现,癌前期变化人群的95%癌变所需时间为:萎缩性胃炎11.6年,肠上皮化生11.4年,异型增生5.7年,肠上皮化生(中、重度)+异型增生(中、重度)4.5年。

在胃癌前疾病中,无慢性胃炎则极少发生胃癌;幽门螺杆菌相关慢性胃炎的病变范围、严重度、萎缩和肠化与胃癌发生肯定相关;胃体萎缩性胃炎可导致低胃酸,从而增加胃癌发生的风险;胃上皮瘤变、严重全胃炎等易发展为胃癌。

4 **哪些人是胃癌高危人群?**

胃癌高危人群

● 胃癌患者的一级亲属。
● 因胃瘤变经内镜或外科切除治疗后。
● 严重的全胃炎或胃体胃炎。
● 长期抑酸剂治疗超过1年。
● 处于高危环境中:重度吸烟;暴露在粉尘、煤灰、石英、水泥、采石场等扬尘环境。

5 **胃癌的主要致病因素有哪些?**

1. 幽门螺杆菌感染。全球75%的胃癌与Hp感染有关,世界卫生组织将Hp列为一级致癌物。Hp感染伴有不同的临床结果,如无症状的胃炎、消化性

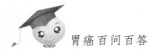

溃疡病和胃肿瘤。其关键性决定因素是 Hp 诱导的胃炎严重程度和分布。幽门螺杆菌经口到达胃黏膜后定居感染，能促使食物中的硝酸盐转化成亚硝酸盐及亚硝胺而致癌。同时，幽门螺杆菌本身也可产生有促癌作用的毒性产物，其感染后引起胃黏膜慢性炎症，加上环境致病因素加速黏膜上皮细胞的过度增殖，导致畸变致癌。

2. 高盐摄入与胃癌强烈相关。亚硝胺致病是胃癌发病的经典学说，胃液中亚硝酸盐的含量与胃癌的发病率明显相关。腌制和烟熏食品和饮食中的亚硝酸盐是潜在的致癌因素。动物模型研究显示，盐摄入具有引起胃炎和促进胃致癌原的作用。当每月盐摄入量大于 0.75kg 时，胃癌发病风险是对照组的 3.795 倍。高盐和硝酸盐摄入与男女胃癌死亡率均显著相关，且与钠的关系较硝酸盐更强。天然食物中存在的亚硝胺含量甚微，外源性亚硝胺的来源主要是通过摄入腌腊肉制品、熏制食品以及蜜饯类食品。

温馨提示

流行病调查研究提示，饮用水中亚硝胺含量高的地区，胃癌的发病率显著高于其他地区。研究显示，咸鱼和咸菜的高摄入与胃癌显著相关。

3. 遗传因素对胃癌发生具有重要作用。既往有消化系统疾病史及肿瘤家族史是胃癌发生的危险因素。尤其 Hp 感染和胃癌阳性家族史更是胃癌的危险因素。近亲中有胃癌病史者发生胃癌的危险性增加 3 倍；10%的胃癌患者有家族聚集现象，胃癌患者的一级直系亲属患胃癌风险比对照组增加 1.5~3.5 倍。胃癌患者亲属的胃萎缩和低酸分泌的发生率较高，提示存在 Hp 感染时，对萎缩这一胃癌前病变具有遗传易感性。

6 家族中有胃癌患者，就一定会患胃癌？

胃癌的遗传易感性有强、弱之分。

前者多见于那些遗传综合征家族，遗传综合征包括：遗传性弥漫性胃癌、家族性腺瘤性息肉病(FAP)、P-J 综合征等，但这些遗传综合征导致的家族性胃癌仅占 1%~3%；研究较多的是遗传性弥漫性胃癌，属于常染色体显性遗传疾病，表现为早发弥漫性胃腺癌(40 岁前)，其患小叶性乳腺癌和印戒细胞结肠癌风险也增加。研究发现，在其他家族性疾病中也存在患胃癌风险升高，如Lynch 综合征、FAP 和 Li Fraumeni 综合征等。

占胃癌 90% 以上的散发性胃癌属弱遗传易感性，可能与单核苷酸的基因多态性(SNP)有关。西方和日本人群的研究显示，某些高危基因型，如白细胞介素(IL)-1β 基因簇的促炎症多态性、肿瘤坏死因子(TNF)-α 和 IL-10 的多态性、IL-8 启动因子的基因多态性、cagA 基因型等，与增加胃癌发生危险性强烈相关，甚至会导致胃癌的发生危险增加 27 倍。目前方兴未艾的基因诊断技术可能会有助于筛查高风险人群。

7 幽门螺杆菌是什么？幽门螺杆菌是如何传播的，怎样预防？

幽门螺杆菌是一种存活在胃黏膜里面的特殊细菌，身形是螺旋状的，属于微需氧菌，在空气中或者绝对厌氧环境下很难生存。它主要生存在胃黏膜组织，胃小凹是幽门螺杆菌生活的温床。医学研究发现，幽门螺杆菌感染是胃癌发生的重要危险因素，幽门螺杆菌还和胃炎、胃十二指肠溃疡、胃黏膜相关淋巴瘤等疾病的发生有关。近年来，医学界还发现了不同胃病关联的不同菌株。

对于大多数人来说，只要养成良好的生活方式和饮食习惯，就可避免感染。幽门螺杆菌的感染途径通常为亲密接吻、共同进食、粪口传播等。但是，只需要有一定的温度，幽门螺杆菌就可以被杀死。因此，建议如下：每日规律刷牙漱口；聚餐时使用公筷或者分餐；碗筷勤清洗和高温消毒；食物清洗彻底，烹调要经过高温；便后餐前洗手；不要口对口喂食幼儿。

8 为什么要筛查和治疗幽门螺杆菌？

幽门螺杆菌感染者患非贲门癌的发病风险是非感染者的 20 倍，甚至更高。65%~80% 的非贲门胃癌可归因于 Hp 感染，是可以预防的。幽门螺杆菌的根除可减缓、阻止，甚至显著改善胃体萎缩，但胃窦萎缩无改善，而肠化一旦发生则难以逆转。胃癌高发地区的资料证实，早期幽门螺杆菌根除是目前最为有效的防治胃癌的方法。幽门螺杆菌根治后随访 4~10 年，胃癌的发生风险较未根治者明显下降。未发生萎缩、肠化及血清胃蛋白酶原 I（PG I）正常的胃炎患者根除幽门螺杆菌可更有效降低胃癌的发生风险。但胃黏膜已出现癌前病变

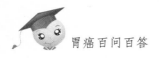

者幽门螺杆菌根除不能阻止胃癌的发生。因此,对胃癌高危人群早期干预、筛查和治疗幽门螺杆菌有着特殊重要的意义。

筛查和治疗幽门螺杆菌的意义

- 筛查和治疗 Hp 可减少消化性溃疡病及其并发症。
- 筛查和治疗 Hp 可中度降低消化不良症状的发生率和治疗费用。
- 根除 Hp 可预防胃癌前病变进展,降低胃癌发生率。
- 治疗 Hp 感染以预防胃癌的最佳分界年龄仍不明确;在高龄人群中适用,而不推荐在童年期筛查 Hp 感染以预防胃癌。
- 在高危人群(胃癌高发区人群和早期胃癌内镜下切除后患者)中筛查和根除 Hp 感染将对降低胃癌发生率有一定作用。
- 有效的干预时间为胃黏膜萎缩/肠化生发生前,根除前已有胃黏膜萎缩/肠化生者,预防效果显著降低。
- 在胃癌低危人群中不推荐行 Hp 筛查,慢性非萎缩性胃炎则不作为治疗推荐。

9 幽门螺杆菌感染一定会患胃癌?必须要治疗吗?

Hp 感染患者约 80% 为无症状的胃炎,10%~15%发生消化性溃疡病,1%~2%发生胃癌,极少数发生胃黏膜相关淋巴组织淋巴瘤。Hp 感染者中宿主-细菌相互作用导致不同类型的胃炎和胃酸分泌,从而决定疾病结局。其关键性决定因素是 Hp 诱导的胃炎的严重度和分布。以胃窦为主的胃炎患者易发生十二指肠溃疡,而胃体为主的胃炎和多灶性萎缩患者易发生胃溃疡、胃萎缩、肠化生,最终发生胃癌。

其实,有超过 50% 的正常人感染幽门螺杆菌,尤其是发展中国家和卫生条件较差的地区,感染的比例更高。但是,感染者中的大多数并没有胃部症状,可能一辈子也不会患胃癌。

研究显示,仅约 10% 的幽门螺杆菌感染者会患胃病,而得胃癌的概率只有大约万分之五。与此同时,过度关注幽门螺杆菌感染的风险,常常会导致抑郁、焦虑,甚至其他躯体行为障碍。对大多数人而言,心理障碍的困扰有时比幽门螺杆菌的危害更大。

幽门螺杆菌感染者胃病的发生率高于常人。但是,50%左右的人并没有症状,有些人胃镜检查也仅表现是浅表性胃炎甚至正常。这些人并不需要清除幽门螺杆菌。

只有感染者同时合并下列病变者,才需要考虑清除幽门螺杆菌:如慢性萎缩性胃炎、消化性溃疡、胃黏膜肠上皮化生、非典型增生、有胃癌家族史、胃大部切除术后、早期胃癌手术后或内镜黏膜下层剥离术(ESD)术后等;预防异时癌的发生。

清除幽门螺杆菌,应避免长期应用抑酸药,因为长期口服此类药物,可能会导致贲门癌发病风险增加。另外,根除感染是否影响胃肠道微生态,还需要做进一步的研究。

10 幽门螺杆菌根治后就不会发生胃癌?

尽管根除 Hp 可作为一级化学预防策略,根除治疗成功后仍有可能发生胃癌。根除 Hp 可诱导胃癌前病变消退,尤其是早期和非重度病变,但仍有多至 45% 的治疗者显示疾病进展。有研究评估了成功根除 Hp 后胃癌的发生情况:在 3 年随访期中,Hp 阳性组和阴性组分别有 4% 和 1.5% 的患者发生胃癌;在 7.5 年随访期中,治疗组和安慰组分别有 0.9% 和 1.3% 的患者发生胃癌。即使根除 Hp,定期随访,以及对高危人群进行必要的筛查及胃镜检查仍是必要的。

11 呼气试验能检查幽门螺杆菌,也能查出胃癌吗?

在临床上,呼气试验简单易行,准确性好,已经成为临床检查幽门螺杆菌最常用的方法。但是,呼气试验显示幽门螺杆菌阴性,并不一定就不是胃癌;而幽门螺杆菌阳性,大多也不是胃癌。呼气检查的意义在于提示人们:阳性患者罹患胃病的可能性高于常人;阳性的程度越高,患病的可能性越大。幽门螺杆菌阳性的人,如果有合并明显的胃部症状,或者有胃癌胃病家族史,则需要在医生的指导下接受胃镜的进一步检查。

温馨提示

时至今日,胃癌早期诊断的标准方法仍然是胃镜。

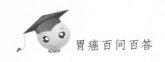
12 验血能进行胃癌筛查，发现早期胃癌吗？

血清胃蛋白酶原（PG）Ⅰ水平低和 PGⅠ/Ⅱ比例低可作为鉴别胃癌高危人群的标志物。PG 是胃蛋白酶的前体，可分为Ⅰ型和Ⅱ型 2 种主要类型，低血清 PG 可作为萎缩性胃炎的一个替代标志物。研究显示，在同一人群的男性患者中，胃癌发生率与低血清 PG 水平相关。20 世纪 90 年代，血清 PG 作为慢性萎缩性胃炎的标志物已在日本被纳入胃癌的筛查项目中，显示 PG 检测有利于筛检出可能的早期胃癌，以便及时进行进一步检查和治疗。

一些血清肿瘤标志物，如癌胚抗原（CEA）、糖类抗原 19-9（CA19-9）、糖类抗原 242（CA242）、糖类抗原 72-4（CA72-4）等，仅仅用于判断胃癌患者的病情和疗效，对胃癌的诊断没有特异性。一旦发现异常增高，需进行全面系统检查；如轻度增高或正常，也不能作为筛查胃癌的主要依据。

13 胃癌患病有年龄和性别差异吗？

我国是胃癌的高发区，发病率和死亡率均为世界平均水平的 2 倍多，而且我国的新发胃癌患者正呈现年轻化趋势。

胃癌可发生于任何年龄，但以 40~60 岁多见，男多于女，比例约为 2∶1。在我国，40 岁以后人群中胃癌的发病率大幅上升，与女性相比，男性患胃癌的风险增加 2~3 倍。

有资料显示，40 岁以下年龄段中，女性发病者多于男性，40 岁以上相反。另有研究显示，微卫星不稳定性（MSI）与年轻女性之间有明显的阳性相关性，且远远超过年轻男性。随着年龄的增长，

> **温馨提示**
> 青年女性胃癌多发可能与雌激素代谢有关。

胃癌的发病率也增加，且男性发病率显著高于女性。胃癌组织中存在雌激素受体，雌激素可能通过与其受体结合，介导某些直接、间接机制加强致癌因素。

14 哪些生活习惯易患胃癌？

（1）食物。

● 不良饮食习惯。不良饮食习惯和行为被认为是胃癌高危因素。较为公认的与胃癌相关的不良饮食习惯包括：口味偏咸，不按时进食，干硬食，过快、过热饮食，随摄入频率增加危险度亦增加；还包括不吃早餐、暴饮暴食、吃剩饭菜、常食油炸食品、常食用烧烤等。

● 不健康食品。N-亚硝基化合物(亚硝胺、亚硝酸盐)和盐以及杂环胺和多环芳烃族对胃癌的发生有潜在的影响。高盐饮食、腌制食品、霉变食物、高糖类伴低蛋白食物、经常食用红色肉类和经常食用辣椒都是胃癌发生的危险因素。

● 必要食物摄入不足。新鲜蔬菜、水果、膳食纤维的摄入不足增加了胃癌的患病风险。研究显示，每周至少1次食用新鲜蔬菜、水果的人群胃癌患病率明显降低；每天摄入50g葱属植物使胃癌的发病风险降低23%；膳食纤维摄入量不足者每天增加10g膳食纤维能使胃癌的患病风险降低44%。

● 水质。饮用井水胃癌发病风险增加，饮用自来水、矿泉水和桶装水胃癌发病风险降低，其中饮用自来水组胃癌患病风险最低，是饮用井水的0.019倍。井水未经消毒，矿泉水和桶装水有可能放置时间过久，而自来水是经过消毒处理，不断循环，不存在放置时间长短的问题。

(2)饮酒。长期大量饮酒是胃癌发病的危险因素。无论是现在饮酒者还是既往饮酒者都是胃癌的危险因素，这可能与酒中含有乙醇有关。现代研究表明，乙醇本身不致癌，但可以增加其他致癌物的作用，从而增加胃癌发生的风险。

(3)吸烟。烟草本身含有致癌物，吸烟对多种肿瘤有影响，吸烟也同样是胃癌的危险因素。据估计，18%的胃癌发病与吸烟有关。吸烟者罹患胃癌的风险是不吸烟者的1.83倍。吸烟年龄越低，死亡率越高，而且吸烟史长或伴有胃溃疡病史的人患胃癌的可能性更大。吸烟与胃癌发生风险存在剂量反应关系，随着吸烟量和时长的增加而增加。与从不吸烟者相比，现在吸烟和既往吸烟者的患病风险分别为1.84和1.77倍；且吸烟者的每日吸烟数量越多，其患胃癌的风险呈线性升高。

(4)情绪。长期心理状态不佳，如压抑、忧愁、思念、孤独、抑郁、憎恨、厌恶、自卑、自责、罪恶感、人际关系紧张、精神崩溃、生闷气等，胃癌风险性明显升高。

温馨提示

嗜烟患者若同时饮酒，其胃癌发生率为阴性对照组的5倍。

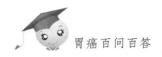

（5）肥胖。近年来,我国动物性食物和油脂消费量一直呈上升趋势,而生活紧张和交通工具的改进使得身体活动量越来越小,致使我国肥胖水平不断攀升,从预防癌症的角度看无疑是令人担忧的。有专家预测,到 2020 年,缺乏充足体育锻炼的中国人将达到 60%。世界癌症研究基金会在《食物、营养、身体、活动与癌症预防》报告中指出:"腰围每增加 1 英寸,患癌症风险将增加 8 倍。"

15 外界环境中对胃癌的影响有哪些?

（1）生活水平。在社会经济落后地区胃癌的发病率更高,全球 70% 的胃癌患者生活在发展中国家,这些地区卫生条件差,Hp 感染率高,吸烟、酗酒者多,新鲜蔬菜、水果摄入量低;由于经济条件差,冰箱的普及率低,导致腌制、熏制食品大量食用,增加了胃癌的患病风险。

（2）环境暴露。有部分职业明显与胃癌高风险相关,其中皮具行业最为明显。研究认为,某些职业暴露可能是促进胃癌发生的因素之一。如:长期暴露于硫酸尘雾、铅、石棉、除草剂及金属行业工人,患胃癌风险明显升高。

（3）EB 病毒感染。EB 病毒与人类的许多恶性肿瘤的发生有关,同时可能参与胃肿瘤的发生和进展过程。1990 年首次报道了 1 例与 EB 病毒相关的胃癌。在约 10% 的胃癌和 35% 的残胃癌组织中发现 EB 病毒。EB 病毒相关胃癌多发生在胃贲门部和胃体部,男性多于女性。与普通腺癌相比,超过 90% 的淋巴上皮瘤样胃癌与 EB 病毒感染相关。

16 在生活中如何预防胃癌?

（1）饮食习惯的改变。

● 改进不良饮食习惯和方式。要按时进食,避免暴饮暴食;食物不能过烫,烫的食物冷却后食用;进食不宜过快;进食情绪愉快;平时应养成细嚼慢咽的良好饮食习惯,吃饭时间在 15~45 分钟,这些都是预防胃癌的保护因素。

● 避免高盐食物,提倡冷冻保鲜。应尽量减少盐腌食品的摄取;口味偏淡,少吃或不吃腌菜,每日进食盐量一般应低于 10g。食品要新鲜,提倡冰箱冷藏;低温保存食物可抑制亚硝酸的形成,可能是胃癌的一个保护因素,胃癌发生率呈现下降趋势与食物保存和冷藏技术的发展密切相关。

● 多吃新鲜蔬菜和水果。研究证实,水果和蔬菜可以降低多种癌症(包括口、咽、喉、食道、胃、肺)的发生概率。水果与蔬菜被认为是预防胃癌发生的保护因素,大量摄入可预防胃癌。摄入新鲜水果和蔬菜可显著降低胃癌发生危险。

● 食用大量的葱、蒜类蔬菜降低胃癌危险。肠型非贲门癌与蔬菜、洋葱和大蒜的摄入呈负相关。在洋葱头、蒜头、蒜(带叶)、韭菜、葱、蒜薹等的特定分析中得到相似结果;建议每日增加葱蒜类蔬菜20g(大约1个蒜头的重量)。

温馨提示

经常摄入生大蒜可降低胃癌的发生,但保护程度与摄入生大蒜频率有关,以每周摄入4~7次为最佳;过多摄入生大蒜可能加重胃刺激,降低保护作用。

● 多吃具有防癌作用的食品。豆制品、牛奶等与胃癌发病率呈负相关;多吃含维生素A、B、E的食物,适当加强蛋白质摄入,以利保护胃黏膜;这些也是预防胃癌的理想食品。

● 常饮绿茶。常饮绿茶能降低胃癌发病的风险。绿茶中含有丰富的抗氧化剂,如茶多酚、维生素C和维生素E等,都是预防胃癌的保护因素。

(2)生活习惯的改变。

● 少烟少酒。与食物不同,烟草不是一般生活必需品,因此,强烈建议戒烟,特别是家人或亲属中肿瘤患者较多的人员应禁止吸烟。

● 多运动,积极锻炼,预防肥胖。运动完全可以看成是一种"健康饮食",因为健康饮食、健康体重能够大大降低癌症的发病风险,因此许多国家在制订膳食指南时都把运动列于其中,我国新修订的《中国居民膳食指南》中也有一条"食不过量,天天运动,保持健康体重"。

● 保护食用水的卫生。因为被污染的水源中含多种致癌的金属离子,所以一定要用正规的自来水。

● 保持舒畅的心情,不要让身体和心理过度的疲劳。职场上的竞争压力使得很多年轻人工作紧张,生活节奏快,心理压力大,生活缺乏规律,加班加点,夜生活过度,三餐无时,饥饱无度,这些都可能诱发胃病,为胃癌的发生留下祸根。所以,保持阳光快乐的心态,拒绝熬夜也是预防胃癌的关键因素。

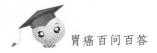

(3)积极治疗癌前病变。萎缩性胃炎与胃癌有较密切的关系,是癌前病变;由胃溃疡恶变的胃癌占5%~10%;胃多发性腺瘤性息肉的癌变较单发性息肉多见,息肉直径>2cm 显示有恶变倾向;恶性贫血与胃癌也有一定的关系。所以患萎缩性胃炎、胃溃疡、胃多发性腺瘤性息肉、恶性贫血的人,必须经常到医院检查治疗,消除癌前病变,预防胃癌的发生。

17 哪些措施不能预防胃癌?

(1)维生素 C 不具有保护作用。大量摄入水果和蔬菜是预防胃癌的保护性因素。但具有保护作用的特异营养素尚不清楚,可能是通过抗氧化剂维生素如维生素 C 而介导的。随机对照试验显示:补充维生素 C 对预防胃癌前病变的进展并无益处。

(2)无证据支持维生素和其他饮食补充能预防胃癌。研究显示,饮食干预对预防胃癌前病变没有作用。饮食补充维生素 C、维生素 E 和 β 胡萝卜素对胃癌前病变进展和逆转并无作用。长期补充维生素或大蒜对降低进展中的胃癌前病变发生率的作用也无益。研究发现,无论应用时间长短,胃癌死亡率与规律应用维生素 E 或多种维生素无相关性。

> **温馨提示**
> 单独补充维生素 C 对胃癌的发病率和死亡率没有明显影响。

18 哪些人有必要做胃镜检查?

多数亚洲国家设定 40~45 岁为胃癌筛查的起始临界年龄。近年来,我国 40 岁以上人群胃癌发生率显著上升,建议以 40 岁为胃癌筛查的起始年龄。对于一般人群的健康体检,建议 45 岁以上人群每年做一次胃镜检查;做了胃镜检查发现有慢性萎缩性胃炎伴有肠上皮化生或异型增生等危险因素的人群应每年随访,发现问题及早处理。

临床表明,胃癌的早期表现非常隐蔽,约半数的胃癌患者在发现之前可能无任何报警症状(如消化道出血、呕吐、消瘦、上腹部不适、上腹部肿块等),45 岁以下患者发生报警症状的比例更低。因此,不应以有无报警症状来考虑要不

胃癌高危人群

- 有胃癌癌前病变的人群，如慢性萎缩性胃炎、胃黏膜肠化生及不典型增生、胃溃疡、因各种原因切除部分胃等。
- 感染幽门螺杆菌的人群。
- 有胃癌遗传因素的人群。
- 有不良生活饮食习惯的人群；经常食用高盐饮食、烟熏煎烤炸食品、吸烟、饮酒、长期不吃早餐、饮食不规律、吃剩饭剩菜以及霉变、过期食物。

要进行胃镜检查。胃癌的早期症状和普通胃病没有明显差别，要用胃镜来明确病情。

19 如何早期检查发现胃癌？

（1）早期发现的途径——普查。国内胃癌在出现症状后 3 个月内能得到诊断的不到 1/3，而在出现症状后 1 年以上才得到诊断的超过 1/3。在一般综合性医院门诊诊断的胃癌患者中，早期胃癌不足 10%。近年来，由于胃镜的普遍使用，在医院门诊诊断的早期胃癌患者数有了一定提高。但由于条件限制，有些早期患者没有得到检查，尤其是症状轻微和无症状的患者易被漏掉。

（2）普查重点——胃癌高危人群。

普查重点

- 年龄在 40 岁以上，有反复上消化道症状，诊断不明者。
- 患有胃癌前疾病，如萎缩性胃炎、久治不愈的胃溃疡、胃息肉、手术后残胃、恶性贫血等。
- 胃镜检查发现胃黏膜上皮出现胃癌前病变者，包括异型增生及不完全性大肠型肠上皮化生等。
- 有胃癌家族史者。

（3）早期发现的关键筛查方法。纤维胃镜和胃黏膜活检病理是胃癌最主要的确诊方法，目前尚缺乏其他更理想的胃癌初筛手段。

（4）胃癌早期发现、早期诊断的目的——早期治疗。胃癌一经确诊，应及早争取手术治疗，术后根据病情进行恰当的综合治疗。

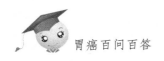

20 如何尽早察觉是否患上胃癌?

早期胃癌患者往往没有明显的症状,因此常导致延误诊断,错过了最佳的治疗时机。为求早发现、早诊断、早治疗,需对癌前病变,如萎缩性胃炎伴肠上皮化生、胃息肉、胃溃疡、胃大部切除术后、胃黏膜不典型增生等情况进行监控;有胃癌家族史、胃病久治不愈者,应定期检查。

有以下症状时,应高度怀疑胃癌,需进行进一步的检查

● 既往无胃病,近期出现上腹的胀痛、隐痛、食后饱胀、食欲减退等消化系统症状。

● 无明显诱因出现黑便。

● 近期体重下降明显,可以伴有贫血的表现、出现乏力等。

21 什么是贲门癌?

贲门癌,是生长于胃和食管交界处的恶性肿瘤,以腺癌多见,现在统称为食管胃结合部(EGJ)癌。该部位的腺癌发病率高且有逐渐增加的趋势。在西方国家,特别是自 20 世纪 70 年代中期以来,EGJ 腺癌的发病率正以每年 5%~10% 的速度增加;它现在是许多西方国家增长速度最快的癌症。在美国,发生于胃贲门的癌症发病率已增加 5~6 倍。在我国,EGJ 癌的发病率也逐年增加。

温馨提示

治疗方案最好经过多学科讨论会诊确定比较适宜。

贲门癌可以向上累犯食管下段,向下侵犯胃底和胃体部,甚至累及全胃。因涉及胸科和腹科共同参与诊断和治疗,所以治疗标准既参考食管癌,也参照胃癌的分期和诊疗标准。

22 贲门癌的发病因素有哪些?

(1)吸烟确实是贲门腺癌的发病危险因素,且随着吸烟的量和持续时间的增加其发病风险也相应增加。与不吸烟者相比较,吸烟者发生腺癌的风险是不吸烟者的 2 倍。

(2)超重是贲门腺癌的发病高危因素。研究发现,体重指数(BMI)与贲门腺

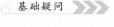

癌存在相关性,相对于 BMI <25 kg/m² 的人,BMI 为 30~35 kg/m² 的人患贲门癌的风险高 2~3 倍,而与非贲门胃癌的发生无明显关联。肥胖可增加腹压,引起胃食管反流,导致贲门与食管黏膜化生及肠化,导致贲门腺癌发生。

(3)Barrett 食管是部分食管和贲门腺癌癌前病变,贲门肠化生是贲门腺癌的先决条件,而 Hp 感染不是贲门癌发病因素,甚至可保护食管和贲门,降低其癌症发生率。

(4)贲门癌有明显家族聚集性,提示遗传因素在贲门癌变中起重要作用。

(5)饮食因素,如硝酸盐类和盐类,在贲门癌变的作用可能与远侧胃癌一样。

(6)钙通道阻断剂、抗镇静剂和治疗哮喘等药物由于能松弛食管下段括约肌而造成胃食管反流,导致腺癌发生概率增加。

(7)吸烟、饮酒在贲门癌变的作用尚有争议,有研究认为,吸烟与饮酒是主要因素。

(8)胃息肉更常见于胃窦部,说明息肉不是贲门癌的典型癌前病变。

(9)食管癌和胃癌高发区贲门癌也高发。

> **温馨提示**
>
> 我国农村地区贲门癌发病较高,占其胃癌发病比例的 30%~47%,且有继续上升的趋势。

23 以前因为良性疾病做过胃切除手术,以后还会患胃癌吗?

(1)残胃癌的发病率占所有胃癌的 1.1%~10%,远较普通人群胃癌发病率高。残胃癌的发展需要 20~40 年的时间间隔,在随访时间达 40~45 年之时,肿瘤的风险增加 7.3 倍。

(2)大部分残胃癌的病例为男性,男女比例为 4:1~11.7:1。

(3)首次手术时年龄越大,癌变的间隔期越短。

(4)时间间隔是残胃癌发展的一个重要因素。平均间隔时间报道为 20~27 年,也可能超过 40 年。胃手术 25 年后残胃癌发生率为对照组的 6 倍,35 年后则为 8 倍,术后 10 年以上者发生癌变的危险性大为增加。残胃癌的发生率与术后间隔时间成正比,术后间隔时间越长(尤其>10 年),残胃癌发生的危险性就越高。这为残胃癌的预防和普查提供了重要的时间依据。

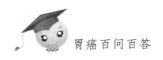

（5）胃良性病变手术后 15 年内，残胃癌的发生率较一般人群的胃癌为低，而术后 15 年以上，发生率逐渐增高，至术后 20 年以上，其发生率则较一般人群高出 6~7 倍。从部分胃切除术后的第 20 年以后，发展为残胃癌的风险直线上升。

（6）因胃溃疡行胃大部切除术的患者，其术后发生残胃癌的时间，比因十二指肠溃疡手术的患者早。

（7）原发良性病变胃切除到发展为残胃癌的间隔期要长于原发恶性病变。

（8）残胃任何部位均有发生癌变的可能。残胃癌的好发部位是胃空肠吻合口（占 59.80%）；其次是吻合口胃侧和胃底贲门部；残胃贲门和食管癌变发生率在 0.5%~10.0%；亦可弥漫发生于整个残胃。

（9）在残胃癌，Hp 并不是一个重要的风险因子。

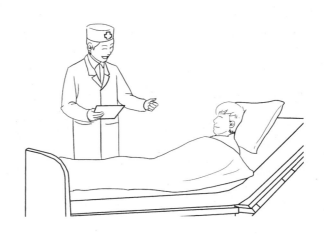

诊断疑问

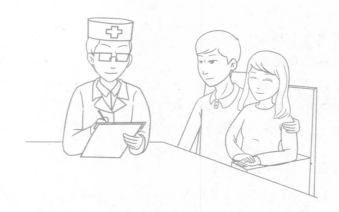

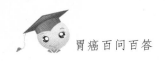
24 为什么有些人发现胃癌就是晚期?

胃癌早期症状隐匿,患者自己很难发现,至出现明显症状时,往往已经是中晚期。临床上,90%的胃癌患者都是进展到中晚期才来就医的。如果及早发现,及时进行规范化治疗,早期胃癌的治愈率高达90%以上。事实上,肿瘤的早期症状不少,只是缺乏"典型表现",容易与其他慢性消化道疾病相混淆,因此常常被误诊,进而延误最佳治疗时机。

早期胃癌患者都会有不同程度的消化道或胃部症状,如上腹部不适、隐痛、饱胀感、乏力等。服用对症治疗的药物后,症状可能会得到缓解。到胃部症状渐转明显,出现上腹部疼痛、食欲缺乏、消瘦、体重减轻和贫血等症状时,可能疾病已经进展严重。

> **温馨提示**
>
> 建议感染过幽门螺杆菌,有胃癌家族史,或常吃腌制蔬菜、烟熏食物的40岁以上人群,若经常出现食欲减退、饭后饱胀、上腹部隐痛或消瘦,特别是呼气有酸臭及蛋臭味,应及时去医院做胃镜检查,切莫把胃癌误认为"消化不良"。

25 胃癌会有哪些症状?

胃癌的主要症状包括以下几个方面。

(1)食欲减退、上腹不适或疼痛。食欲减退、上腹不适或疼痛是胃癌最常见的症状,但无特异性,易被忽视。疼痛部位以上腹部为主,有时仅感上腹部不适,或有饱胀沉重感。较典型的疼痛是痛而无规律,进食后不缓解。

(2)上腹部包块。晚期胃癌患者常可于上腹部触及肿块,质地坚硬,结节状,活动或固定。

(3)消瘦乏力。逐渐消瘦、乏力、贫血、恶病质等常为胃癌晚期表现。

(4)恶心呕吐。初时仅有食后饱胀及轻度恶心,随病情进展,贲门部癌由进食不利发展至吞咽困难,食物反流。胃窦部癌可致幽门梗阻等,可出现频繁呕吐,呕吐物多为在胃内停留过久的隔夜宿食,并有腐败酸臭味,弥漫性胃癌常无梗阻呕吐症状。

(5)呕血、黑便。肿瘤形成溃疡时可出现上消化道出血,表现为黑便或呕血,多数为少量出血。当肿瘤侵及较大血管时,可发生大量呕血或黑便。

胃癌晚期,随着病情的进展,常有肿瘤转移及血行播散,出现腹部肿块、左锁骨上淋巴结肿大、黑便、腹水及严重营养不良等一系列相应症状及体征。

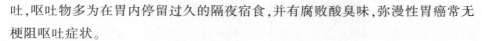

26 胃癌一般有什么身体变化?能通过自身查体发现胃癌吗?

绝大多数胃癌患者无明显身体体征改变,部分患者有上腹部轻度压痛,早期胃癌很难通过查体发现。对某些特殊表现,如呕吐、黑便、进食哽咽、消瘦等,则需要引起注意。贲门部肿瘤常伴有进食梗阻感或吞咽困难;胃底及贲门下区癌常无明显症状,直至肿瘤巨大而发生破溃及坏死容易引起上消化道出血及黑便,或因肿瘤浸润延伸到贲门口引起吞咽困难后始予重视;胃体部癌以膨胀型较多见,疼痛不适出现较晚;胃窦部肿瘤以溃疡型癌最多见,故上腹部疼痛的症状出现较早,当肿瘤延及幽门口时,则可引起恶心、呕吐等消化道梗阻表现。恶性肿瘤消耗明显,伴有食欲下降,当合并不明原因消瘦时,应引起注意。在中晚期胃癌,患

> **温馨提示**
>
> 由于胃癌患者的体征不明显,因此大家需要注意自身身体的症状,有以上症状时需及时前往医院进行相关检查。

者腹部可扪及肿块,当肿瘤向周围脏器或组织浸润时,位置则常固定而不能推动,当肿物压迫胆管可合并黄疸症状。在晚期患者可合并左锁骨上淋巴结肿大,有腹膜转移者可出现腹水,出现腹部膨隆表现。肿瘤合并穿孔患者,可导致弥漫性腹膜炎,出现腹部剧痛、腹肌板样僵硬等症状。

27 哪些常规检查异常,提示需要去医院排除胃癌诊断?

三大常规(血常规、尿常规、便常规)是目前最为普及的化验检查。检查时血常规发现红细胞、血红蛋白减低,合并贫血;便常规发现大便呈黑色,大便隐血实验持续阳性,应怀疑胃肠道肿瘤的可能,需要进行进一步检查。

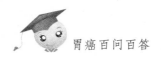

肿瘤标志物检测目前在临床中得到广泛的使用,通过对肿瘤标志物检测,可以对胃癌进行早期的预警和诊断,分析病情危重程度,指导治疗,对监测复发或转移以及判断预后等均有重要意义。临床常用的胃癌血清学肿瘤标志物包括癌胚抗原(CEA)、糖类抗原 19-9(CA19-9)、糖类抗原 24-2(CA24-2)、糖类抗原 72-4(CA72-4)以及胃蛋白酶原等。由于目前胃癌缺乏特异性的肿瘤标志物,因此通过肿瘤标志物诊断胃癌的敏感性不高,不能用于胃癌的筛查和早期诊断。虽然肿瘤标志物单个考虑准确性不高,但联合考虑可提高准确性,一旦提示胃癌可能,可以指导进一步检查等。

28 胃癌的普查项目有哪些?

(1)粪便隐血实验。大多数胃癌患者,大便会有异样,若屡次粪便隐血实验阳性,应怀疑胃癌的可能,应进一步检查。

(2)肿瘤标志物。如癌胚抗原(CEA)、甲胎蛋白(AFP)以及糖类抗原(CA19-9)等。这些物质有些是由肿瘤细胞分泌或脱落进入体内,有些则是因为我们的身体对肿瘤细胞产生反应而生成。一旦发生肿瘤,这些指标就有可能明显升高。

(3)胃镜。这项检查在胃癌的筛查诊断过程中至关重要,可以通过镜下的观察来确定肿瘤的位置、形态和范围,对于疾病的发展状况做出初步的判断。

(4)影像学。如 B 超、X 线、CT 等。这些检查能将肿瘤情况用图像的方式显示出来,有助于胃癌的诊断和临床分期。

29 胃癌常用的肿瘤标志物有哪些? 如何解读其临床意义?

胃癌常用的肿瘤标志物包括:CEA、CA19-9、CA24-2、CA72-4 以及胃蛋白酶原等,一般通过联合为胃肠肿瘤标志物组合来进行检测。

(1)癌胚抗原(CEA)是临床最为常用的胃肠肿瘤标志物,在临床上 CEA 升高提示胃肠道恶性肿瘤的可能,有 14%~29.6%的胃癌患者血清 CEA 水平高于正常值,一般 CEA 水平随着肿瘤的进展而升高,一定程度上可以反映肿瘤的发展,因此,虽然 CEA 诊断胃癌的特异性不高,但可用于分析疗效,判断复发和转移。当临床发现 CEA 升高后,连续随访检测 CAE 水平对肿瘤病情判断有重要意义。

(2)糖类抗原19-9(CA19-9)是另一种常用的血清肿瘤标志物,在胰腺癌、胃癌、结直肠癌、胆囊癌、肝癌中表达升高,在胃癌患者中阳性率为21.7%~40.5%,与CEA联合检测时阳性率达70%,可以提高胃癌诊断的敏感性和特异性,可作为恶性肿瘤预后判断和疗效评估的指标。

(3)糖类抗原72-4(CA72-4)在胃癌患者中的阳性率为21.43%~59.1%,糖类抗原24-2(CA24-2)在胃癌患者中的检测阳性率为13.5%~26.1%,两者均可随着肿瘤的进展而升高,可用于胃癌的随访和复发监测。

(4)胃蛋白酶原主要是由胃黏膜分泌产生,检测血清中胃蛋白酶原的浓度可以作为监测胃黏膜状态的手段之一,PGⅠ水平与PGⅠ/PGⅡ比值能够反映胃黏膜的功能状态,且与胃黏膜萎缩的范围及严重程度显著相关。胃蛋白酶原的水平越低,说明胃黏膜的萎缩越严重,可作为胃癌诊断的一个辅助指标。

温馨提示

注意事项:胃癌患者术后由于胃壁的切除,常伴有胃蛋白酶原减低,这为正常表现。

肿瘤标志物对肿瘤的诊断有辅助作用,对于某项肿瘤标志物升高,连续监测动态变化,联合检测能提高检查的敏感性,联合其他检查有助于肿瘤的早期诊断。

30 胃镜在诊断胃癌中的价值?

胃镜检查是胃癌诊断最直接、准确和可靠的方法。20世纪70年代以来,普通电子胃镜在临床上得到广泛应用,为胃癌的临床诊断提供了一种便捷而准确的方法,通过胃镜并进行活检病理检查是临床诊断胃癌的金标准,特别是对于早期胃癌的确诊具有重要的意义。胃镜检查清晰,可直接观察到胃黏膜的病变,尤其对隆起、膨胀、溃疡型病变;同时通过胃镜病理活检,可对良恶性溃疡进行鉴别,明确胃癌的类型和病灶浸润的范围;另外,通过胃镜可以对癌前期病变定期进行随访检查,对癌前期病变患者进行定期的胃镜随访检查和监视具有一定的意义。所以对于胃癌的普查,早期胃癌的发现,胃镜检查是国际通

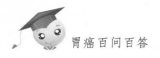
行的检查手段。由于许多人都比较怕做胃镜检查，认为胃镜检查十分痛苦，一些患者在上消化道肿瘤初期未做检查，因此延误了诊断。目前，随着内镜技术的进步，无痛胃镜、高清胃镜、超细胃镜的普及，内镜检查的舒适度和耐受性都明显提高，有助于早期发现病变。

> **温馨提示**
>
> 广大患者需要注意的是，当医生临床上诊断考虑胃恶性肿瘤，而一次胃镜病理未能确诊患者，建议复查胃镜活检或行超声胃镜检查，进一步评估病情，以免贻误诊断。

31 无痛胃镜和普通胃镜相比有什么不同？

普通胃镜检查由于检查时患者绝大多数有恶心、呕吐等痛苦感觉，且心理上常伴紧张、焦虑、恐惧情绪，因此许多患者往往拒绝检查，以致延误了诊断和治疗。无痛胃镜是在普通胃镜检查的基础上，先通过静脉给予一定剂量的短效麻醉剂，帮助患者迅速进入镇静、睡眠状态，患者在胃镜检查过程中毫无知觉，且环咽肌较松弛，有助于胃镜推进，在检查完毕后迅速苏醒。由于患者在无痛胃镜检查过程中毫无痛苦，可以避免患者在痛苦状态下不自觉躁动引起的机械损伤，特别适合心理紧张、胆怯的患者。

对于有药物过敏史，特别是镇静药物过敏者、孕妇及哺乳期妇女、严重打鼾者及过度肥胖者宜慎用；心动过缓者慎用。由于全麻会抑制患者呼吸，故对伴有严重高血压、严重心脏病和脑血管疾病者不适合做无痛胃镜检查。在进行无痛胃镜检查前，需进行心电图检测，排除相关心脏疾病，并且在检查过程中需进行心电监护，检测生命体征变化。对于高龄患者进行无痛胃镜检查时，需密切监测，防止发生意外。

32 普通纤维胃镜和超声胃镜有什么不同？

超声内镜不同于普通胃镜，超声胃镜是一种集超声波与内镜检查为一体的医疗设备，它将微型高频超声探头安置在内镜前端，当内镜进入胃腔后，用内镜直接观察腔内形态的同时，又可进行实时超声扫描，以获得管道壁各层次的组织学特征及周围邻近脏器的超声图像。它能解决纤维胃镜与电子胃镜无法完成的工作,对癌肿的深度、黏膜下病变、胃壁外压迫、胃周淋巴结情况等进行判断和分析。在超声内镜的直接探测下可以清楚地分辨出胃壁的五层结构,有助于鉴别病变是来源于胃壁还是胃壁外的压迫。通过结合咬检病理或者细针穿刺病理,可以鉴别肿瘤的良恶性。

在胃癌的术前检查中,超声胃镜可以了解肿瘤对胃壁的浸润深度、周围淋巴结是否受累以及周围脏器是否直接浸润,可以更为准确地进行术前分期,指导治疗。超声胃镜对于胃癌的浸润深度和淋巴结转移的预判准确率分别达 70%~88% 和 65%~77%。对于胃黏膜和黏膜下肿物,通过超声胃镜可以准确地判断肿瘤的位置和起源层次,对黏膜下肿瘤的早期诊断,以及相应的内镜下治疗方案制定有重要意义。因此对于所有的胃癌患者,在情况允许的情况下,建议术前进行超声胃镜检查,明确临床分期情况,是普通胃镜的重要补充检查手段。

温馨提示

对于需要进行辅助治疗的胃肠间质瘤,超声内镜下穿刺活检是确诊的唯一标准,对指导术前治疗,预测疗效有重要价值。

对于胃肠道间质瘤,超声胃镜更能准确测量肿瘤大小,明确肿瘤的起源是否来自固有肌层。

33 腹部 B 超在胃癌检查中的作用?

B 超是一种临床常用的检查方法,由于设备广泛普及,操作简便,价格经济,并且其对患者无痛苦、无损伤,在临床广泛应用;同时结合彩色多普勒血流分析,对良恶性肿瘤可进行鉴别诊断。

目前胃部超声检查通常采用常规空腹经腹壁检查和胃充盈经腹壁检查两种方法。在空腹检查时行常规检查了解胃内情况和腹内其他脏器的情况,而胃充盈超声检查方法适用于胃癌及平滑肌瘤的检测,可对胃肿瘤的分型、生长方式、侵犯深度做出判断。经腹壁超声检查对早期胃癌发现困难,主要适用于进展期胃癌的诊断;B 超检查可以发现胃壁增厚僵硬,向腔内隆起,黏膜层不平整或增粗等,并可见胃外转移病灶和淋巴结肿大,对肝转移、卵巢转移、腹水等

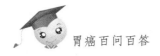

敏感性高。由于肥胖患者和腹腔气体多的情况下难以探查清楚,而且对于胃的小病灶尤其是早期胃癌,胃癌术后复发病灶探查困难。因此,并不能只通过 B 超检查来诊断胃癌,但是其可作为诊断的方法之一,结合其他影像学检查,评估胃癌的病变程度和浸润转移范围。

34 上消化道造影检查在胃癌诊断中的作用?

上消化道造影检查是一种安全、有效的检查方法,任何胃部不适都可选用上消化道造影检查,检查的部位包括口咽、食管、胃和十二指肠。最常用的方法是患者口服硫酸钡造影剂, 有时加上发泡剂进行气钡双重造影。检查过程中常变换患者体位, 通过透视和拍片的方法,明确胃部疾病的部位及范围。需要指出的是对于可疑或确诊胃肠穿孔患者严禁进行消化道造影检查,而怀疑上消化道梗阻的患者可考虑改用碘水造影剂进行检查。虽然消化道造影并不能确诊胃癌, 但是通过检查可以观察胃的解剖形态, 准确定位肿瘤,

> **温馨提示**
>
> 胃癌术后复查进行上消化道造影检查, 可判断吻合是否狭窄、排空延迟,通过观察残胃蠕动及形态改变,对诊断胃癌术后复发和残胃癌有临床意义。

分析肿瘤的良恶性;对于比较早期的胃部肿瘤,造影检查的准确率并不理想,需结合胃镜进行检查。对于贲门部的肿瘤,上消化道造影可以判断食道是否受累,对术前判断是否需要进行胸腹联合手术有重要意义。

35 CT 在胃癌诊断和治疗中的作用?

CT 是胃癌检查的常用手段之一,可对肿瘤的术前分期进行判断,包括对肿瘤侵犯深度、淋巴结转移状态、腹腔种植及肝脏等腹腔脏器的转移情况进行评估,是明确肿瘤诊断和制定治疗方式的重要手段。在早期胃癌和中晚期胃癌检查中使用 CT 检查的内容和作用各不相同。

早期胃癌 CT 检查多表现为局限性胃壁增厚,可伴有溃疡,增强扫描可见均匀或不均匀强化,但 CT 检查在早期胃癌的诊断中的价值不大。对于进展期

胃癌 CT 检查有助于显示肿瘤的部位及累犯胃壁的范围,并分析与邻近组织器官的关系及有无远处转移等,主要表现为胃壁不规则增厚,可见向腔内肿块或腔外肿块,为癌肿向胃腔内生长或腔外生长,可为孤立的隆起,为增厚胃壁胃腔内明显突出的一部分。肿块的表面不光滑,可呈分叶、结节或菜花状,表面可伴有溃疡。胃癌形成腔内溃疡时周边表现为环绕癌性溃疡周围的堤状隆起。而胃腔狭窄 CT 表现为胃壁增厚基础上的胃腔狭窄,伴非对称性胃壁增厚等。当病变部位与周围组织器官(如肝、胰、脾及重要血管等)之间的脂肪间隙消失或见有软组织肿块延伸到上述解剖结构时,提示癌肿可能或已直接侵犯邻近组织器官。另外,CT 检查在诊断胃癌淋巴结转移和远处脏器(肾上腺、肝脏、卵巢和腹腔)转移方面有重要的临床意义。淋巴结转移的判断对于预测胃癌预后有重要意义,文献报道 CT 发现淋巴结肿大的敏感度为 73%,特异性为 81%,淋巴结直径大于 10mm 应疑为异常,当术前检查发现胃周或腹膜后合并多发淋巴结增大时,可考虑先进行辅助治疗。目前认为通过 CT 检查对胃癌进行术前分期的准确性达 86.36%, 通过 CT 检查对胃癌进行手术切除性评估准确率达 92%,因此胃癌 NCCN 指南规定 CT 检查为胃癌术前分期必须进行的检查。

36 已经行平扫 CT 检查,是否还需要进行强化 CT 检查,二者有何区别?

CT 平扫体内没有任何造影剂,就是普通的图像,而强化 CT 时通过静脉注射造影剂,分别于注射后 30s、60s、150s 进行扫描,显示动脉期、门脉期和平衡期的图像。对于淋巴结肿大的诊断,增强扫描是必需的。动脉期显像对于早期癌及不伴胃壁增厚肿瘤的诊断,以及判断肿瘤的纵向侵犯范围判断能力较强,并结合血管造影进行三维重建是术前评估胃周血管的有效手段, 可帮助分析血管变异,辅助制定手术方案。而静脉期对于淋巴结和肝转移灶的检出和显示有利。平衡期则有助于判断癌肿的横向侵犯情况。

温馨提示

结合三期造影显像,有助于更准确地进行术前 CT 分期。因此,胃癌进行 CT 检查应该常规进行增强扫描。

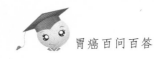

37 MRI 检查在胃癌诊断中的作用？

近年来,随着检查技术的不断完善,MRI 在胃癌的诊断和分期中的作用越来越重要。特别是随着 MR 快速成像技术的不断发展,不仅提高了图像的清晰度,而且可以进行动态增强扫描,MRI 在胃肠道的应用也越来越广泛。MRI 检查对胃癌的诊断主要是基于胃的位置、形态及胃腔大小出现变化的基础上,能清晰显示病变的部位、范围、形态,为其定位诊断提供可靠信息。在快速动态增强扫描胃部病灶成不规则强化,在进展期胃癌肿瘤突破浆膜层侵及邻近组织和器官时,可检测到浆膜面毛糙,周围脂肪层模糊或消失,受侵组织或器官的信号改变与原发灶一致。进展期胃癌浸出浆膜后可直接侵犯周围脏器,并可转移至远处脏器,MRI 在检出胃癌远处转移方面的优势明显,如肝转移、肾上腺转移、卵巢转移等,通过多参数、多方位成像及动态增强扫描,对各部位转移瘤的显示有较高的敏感性和特异性。通过 MRI 检查,可以对胃癌术前 TNM 分期准确性进行补充,不过胃癌 MRI 检查在 NCCN 治疗指南中并不是必备的检查,可通过结合超声胃镜、CT 检查提高术前分期的准确性。

38 为什么需要进行 MR 检查,MRI 检查要优于 CT 吗？

CT 是胃癌术前检查和术后复查最主要的检查手段,通过结合强化扫描,对胃癌的浸润深度、淋巴结和远处器官转移的判断意义重大,但是由于 CT 只能辨别有密度差的组织,软组织分辨力不高,对胃癌与周围组织侵犯和转移病灶的判断有局限性。在 CT 检查不足以充分评估病情或者对某些器官转移判别困难时,常需结合 MRI 检查进行判断。MRI 对软组织有较好的分辨力,并且随着 MRI 设备的进步,可获得较好质量的胃及邻近脏器 MRI 图像,更有利于分析胃癌及周围软组织的显像。

与 CT 相比 MRI 检查具有以下优势

- 多平面成像能力,可进行横断面、矢状面、冠状面和各种斜面的体层成像,可最大限度地减少容积效应的影响。
- 多参数成像能力,通过各脏器组织对比度的差异,较好地显示肿大淋巴结、异常软组织块及对腹内脏器的侵犯。
- 流空效应使 MRI 无需造影剂即可将淋巴结与血管区别开来。

MRI 对胃癌术后复发的检查效果亦优于 CT,CT 对纤维化瘢痕组织与肿瘤不易区分,而在 MRI 图像上纤维化或瘢痕组织呈低信号,更容易进行鉴别。在胃癌检查中,当 CT 检查提示胃癌与周围组织器官关系密切,分辨不清,难以判断是否肿瘤侵犯;或者肝脏等远处器官提示有转移可能,显示不清时,建议进行 MRI 检查,能为手术提供大量信息,指导临床治疗。

39 在胃癌诊断中需要常规进行 PET-CT 检查吗?

正电子发射计算机断层显像与计算机 X 射线断层扫描显像(PET-CT)检查是目前检查肿瘤最先进的检查设备,是将 PET 和 CT 相结合,使得胃癌诊断的准确性和临床分期有了显著的提高。CT 是临床术前评估进展期胃癌分期的主要影像学检查方法,但对区域淋巴结转移的检测存在局限性,也难以准确判断有无远处转移灶,而 PET-CT 在这两方面却显示出较大的优势,在胃癌早期诊断、TNM 分期及术后复发中具有重要的临床应用价值。早期胃癌由于胃壁增厚不明显,在 CT 上与正常黏膜难以鉴别,部分早期胃癌 PET 图像上也可无放射性摄取,因此 PET-CT 在诊断早期胃癌上的价值很有限。但其对于进展期胃癌的诊断价值较大,目前研究认为 PET-CT 对进展期胃癌的诊断敏感性达 90%;同时根据肿瘤细胞摄取的造影剂多少,检测出肿瘤的 SUV 值,可以预测肿瘤细胞的恶性程度,预判患者预后。PET-CT 对胃癌区域淋巴结转移的检测敏感性高,常规的解剖影像学方法, 如 CT、MR 等通常根据淋巴结大小判断是否有转移 (直径>10mm),由于部分肿大的淋巴结经病理检查证实为反应性增生,而一些正常大小的淋巴结则常存在微转移, 因此 CT 对胃局部转移淋巴结的检出准确性不高;PET-CT 检出远处

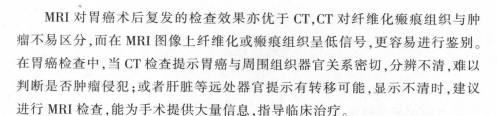

温馨提示

在很多情况下, 胃癌患者体格检查或其他影像学检查诊断为局部病变,而 PET-CT 检查却显示了多处的转移病灶,PET-CT 在胃癌远处转移灶的诊断中的准确率明显高于螺旋CT,能为治疗决策的重新选择提供重要的参考依据。

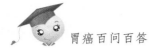
淋巴结的准确性较 CT 和内镜共同诊断的准确性高。文献报道认为,PET-CT 对胃癌区域淋巴结转移诊断的灵敏度为 22%~40%,特异性高达 91%~95.2%。因此,PET-CT 在术前检出胃癌局部转移淋巴结,提高肿瘤术前分期准确性,指导治疗等方面具有重要的意义。另外,PET-CT 检查可以一次显示全身不同部位和(或)器官转移病灶。

40 胃癌患者需要进行哪些检查来确定疾病分期和能否手术?

为了判断肿瘤的分期,肿瘤是否可完整切除,患者对手术的耐受程度等,需要了解患者是否伴发其他的一些病患,诸如高血压、冠心病、糖尿病、呼吸功能障碍、肝肾疾病等。所以治疗前,医生会为患者安排一系列的检查,便于选择最佳的治疗方案。这些检查包括:血液生化检查,肺功能检查,心脏功能检查,胃镜及活检病理检查,胸片、CT、PET-CT 影像学检查等,这些检查均有一些注意事项,医护人员会进行详细的讲解,患者及其家属应做好配合,保证各项检查的顺利进行。其中包括:肿瘤标志物检查,内镜检查,X 线钡餐检查,超声、CT 和 MRI 检查。

41 胃镜检查有哪些注意事项?

(1)检查前至少要空腹 6 小时以上;因反复恶心、呕吐就诊者,应当空腹 12 小时以上;存在上消化道梗阻者需洗胃后再行胃镜检查;体质虚弱者检查前应静脉补充葡萄糖。

(2)检查前一日晚,应吃容易消化的食物。检查当日不吃早饭,不喝水,不服用药物。

(3)检查时,为消除紧张情绪、减少胃液分泌及胃蠕动,使图像更清晰,必要时医生在检查前 20~30 分钟会给患者使用解痉剂和祛泡剂(一种口服药物,可消除胃内黏稠的胃液和气泡,对观察病灶有较大帮助)。

(4)穿宽松的衣服,检查前松开领口及腰带,取下义齿及眼镜,左侧卧位于检查床

温馨提示

如有无法忍耐的不适感,可用手势向医生或护士示意,以便采取必要措施。

上,面向操作医师。当感觉到胃镜进入口腔后应尽量放松,胃镜头端进入咽部时会出现恶心感,此时可配合操作医师做吞咽动作,待胃镜进入食管后患者应尽可能放松,有节奏地做缓慢深呼吸动作。

(5)为了使胃镜能顺利通过咽部,做普通胃镜检查前通常需要进行咽部局部麻醉,主要包括将麻醉药物喷洒于咽部或让患者口服麻醉药物。

(6)检查后不要骑自行车、摩托车,不要自己驾车,因为检查结束后,麻醉药物的影响依然存在。

42 无痛胃镜真的不痛吗?

无痛胃镜是由麻醉医师和胃镜操作医师将静脉麻醉技术和胃镜检查技术结合起来,免除患者在胃镜检查过程中不适感的一种检查方法。进行胃镜检查时,患者不会有任何不适的感觉。检查结束后停止输注麻醉药物,患者将逐渐清醒,时间在 10 分钟左右。

43 上消化道钡餐检查有哪些注意事项?

(1)患者造影前须预约造影时间,造影前需空腹,一般禁食 6 小时以上,前 3 天不服铋、钙剂等高原子量药物,以免残留于肠道影响上消化道的观察。

(2)一般检查持续时间较长,需要数十分钟,请耐心等待,未得医生同意不要吃任何东西,也不要离开。

(3)检查时穿没有纽扣的内衣。

(4)临床怀疑或者确诊有肠梗阻时,严禁使用硫酸钡造影。

(5)检查前一日开始饮食应以半流质为主,晚十点以后不宜进食。

(6)检查完毕后可能会排出白色粪便,属正常情况。检查完毕后应大量饮水,便于尽快排出钡餐。

44 超声检查有哪些注意事项?

(1)肝、胆、胰、腹膜后等部位超声检查通常要求空腹 6 小时以上,因为超声波固有的声学特性所致,进食可造成肠道气体增多,导致超声波的反射增加,明显影响图像质量;另外,进食后胆囊收缩变小,很难区分胆囊是生理性还

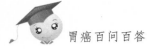
是病理性变化,同时也影响胆囊腔内病变的显示。

(2)行盆腔脏器超声检查时需要憋尿,因为盆腔脏器位置较深,周围有肠管包围,肠管内的内容物和气体会对超声影像造成干扰,不憋尿探查就会"白茫茫"一片,什么也辨认不出,只有憋尿推开肠管,才能清楚显示膀胱后方的子宫、卵巢等器官。另外适当憋尿可以使子宫提高,子宫周围的组织展开,充分暴露器官,有利于诊断。

(3)怎样才能做到适度憋尿呢?就经验而言,检查前喝 500~800mL 水,一般需憋尿 2 个小时;喝 800~1000mL 水,需憋尿 1 小时左右。膀胱充盈良好的标志:平卧时下腹部凸起呈浅弧形,加压时能往下按而且能忍住。

温馨提示

如果过度憋尿,膀胱会推挤、压迫其他器官造成器官的变形和移位,从而造成一些假象,影响正确诊断,所以做上述脏器检查时一定要适度憋尿。

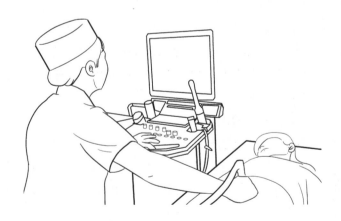

45 **CT 检查有哪些注意事项?**

CT 机属于放射线检查机器,具有一定的放射线损伤,但人体所受的 X 线很少,一般不会引起损伤。CT 对肿瘤、肿块、出血等易于查出;但病变太小,尤其小于 6 mm 的病变,CT 则难以查出。做 CT 检查应注意以下几点:

(1)各部位增强扫描及腹部平扫患者,检查前,至少禁食 4 小时。腹部检查的患者,检查前 1 周内,不得做钡餐检查,以免肠内残留的造影剂形成伪影,影响 CT 图像质量,从而导致误诊。

(2)增强检查患者必须行碘过敏实验,呈阴性者方可进行。严重肝、肾功能损害及严重过敏体质者应慎用造影剂。

(3)患者不可穿带有金属纽扣、金属拉链的衣服进行 CT 检查,进入 CT 室前应除去发夹、钥匙、金属挂件、硬币、手表、钢笔等金属物品,以免在 CT 图像上产生金属伪影。

(4)带全已做过的检查结果备用,如 X 光片、超声检查、肝肾功能、以往的 CT 片及报告等。

(5)对于 CT 增强扫描或儿童、神志不清者、生命垂危急诊患者,须在医护人员监护下进行检查,陪同者应穿好 X 线防护服。

(6)检查时患者按不同扫描部位的要求摆好体位后,应放松心情,不必害怕检查中机器发出的声响,保持肢体的静止状态,以免运动产生伪影而影响图像质量;胸、腹部 CT 检查扫描时应配合进行呼吸训练,避免因呼吸运动产生伪影。

(7)CT 机上配有对讲机,在检查中如有不适,或发生异常情况,应立即告知医护人员。

46 MRI 检查有哪些注意事项?

(1)装有心脏起搏器、心脏人工瓣膜、电子耳蜗、铁磁性的动脉瘤夹、体内电极导线及带有脊柱固定物、假肢、义齿、义眼、钢板、螺钉、节育环等各种金属植入物或体内残留各种金属异物者,禁止做此项检查;随身携带的金属物品不可带入,如:眼镜、首饰、硬币、钥匙、手机、手表等。

(2)不要穿着带有金属物质的内衣裤,检查头、颈部的患者应在检查前一天洗头,不要擦任何护发用品。

(3)检查前需脱去除内衣外的全部衣服,换上磁共振室的检查专用衣服。去除所佩戴的金属品如项链、耳环、手表和戒指等。除去脸上的化妆品和义齿、义眼、眼镜等物品。

(4)检查前要向医生提供全部病史、检查资料及所有的 X 线片、CT 片、以

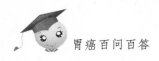
往的磁共振片等。

(5)腹部检查者检查前应禁食 4 小时以上,并于检查前遵医嘱使用药物。

(6)增强检查的患者绝大部分的过敏反应均在检查后 30 分钟内表现出来,因此患者做完增强检查应留观 30 分钟。回家或回病房后如果有不适,应及时告知医护人员进行处理。

(7)做磁共振检查要有思想准备,不要急躁、害怕,要听从医师的指导,耐心配合。

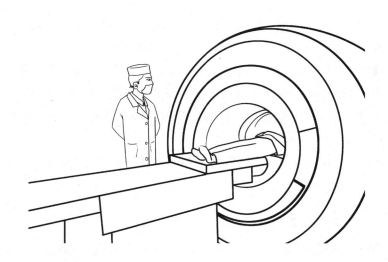

治疗疑问

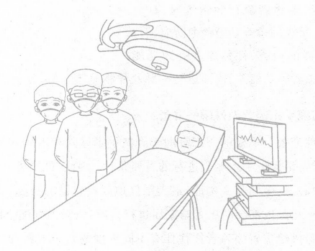

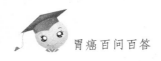

47 胃癌术前需要进行哪些检查评估主要脏器的功能情况？

胃癌根治术为全麻下进行，手术前除了通过相关检查准确评估肿瘤病变的范围及程度以外，还需要进行机体相关功能的评估，以利于手术的顺利开展。在手术前应采集患者病史及体格检查，了解患者既往病史及并发症的情况，通过三大常规检查(血常规、尿常规、便常规)初步了解患者是否合并贫血、大便潜血等情况；通过肝肾功能、电解质、血糖以及血凝常规检查，评估患者的肝脏、肾脏以及凝血系统的情况；进行相关传染病血清学检测，了解患者流行病学情况，针对性安排相关疾病的检查。患者术前应进行胸片、肺功能的检查，评估患者心肺功能情况，如果患者肺功能差，需要进行动脉及静脉血气分析，进一步评估肺功能。

> **温馨提示**
>
> 如果患者血凝常规提示血凝异常，需要进行肢体静脉 B 超检测，了解是否合并深静脉血栓，防止术后血栓脱落合并栓塞风险。

48 胃癌手术前要做好哪些准备？

(1)心理准备。积极的心态有助于降低手术风险和术后并发症的发生，良好的心理准备是保证手术顺利进行的首要条件。因此，鼓励患者保持良好的心境和平和的心态，多与家人沟通，最大限度地放松自己的身心。所做的各项术前准备，护士和医生都会向患者与家属进行讲解，只需做好配合即可。

(2)营养供给。胃癌患者往往伴有不同程度的营养不良，此外由于身体不适的影响，加之各项检查禁食水的要求，患者的营养需求可能得不到保障。但加强营养对术后的康复至关重要，因此，患者术前应进食富含热量、蛋白质的清淡、易消化的食物，不能经口进食或经口进食不能满足机体所需的患者，医生会经静脉补充营养物质，满足机体营养所需。对于贫血者、低蛋白等患者，医生也会为患者输注全血、血浆等，以改善营养状态，提高手术耐受性。

(3)呼吸道准备。肺部并发症是胃癌术后常见的并发症之一。对于吸烟的患者，应戒烟至少 2 周；对于有肺部疾患及呼吸功能受损的患者，可遵医嘱进行雾化吸入等对症处理;此外,还应告知患者进行深呼吸、咳嗽、咳痰功能锻炼,以保证术后呼吸系统功能良好,减少肺部并发症的发生。

深呼吸训练方法:取半卧位或坐位,全身放松,眼睛微闭,深深吸气,然后经口慢慢呼出,进行 30~50 个循环,每日可训练 2~3 次。

有效咳嗽、咳痰的方法:取坐位或半卧位,深吸一口气,憋气 3~5 秒,利用胸腹部力量,进行 2~3 次短促有力的咳嗽,为减轻术后咳嗽、咳痰时伤口的疼痛,练习时可用双手或枕头按压腹部两侧向正中线挤压,以减轻腹正中的肌肉用力及振动,减轻术后伤口的疼痛。

温馨提示

可以采用吹气球法:具体为每日 2 次,每次 15 分钟,吹气球时应适当地用力,以充分锻炼肺功能。

(4)胃肠道准备。

● 手术前一天中午应进清淡易消化的半流质饮食,如面汤、稀饭等;晚上可进流质饮食,如藕粉、粥、米汤、酸奶等,也可口服肠内营养液。术日晨需禁食水,不要吃任何食物、服用药物及饮水,以免延误手术,如感到口渴,可用温水漱口。

● 由于手术过程中需要切除病灶,并进行消化道的重建,同时降低术中食物、粪便污染的可能,利于肠功能的早日恢复,患者通常需术前一日行肠道准备。遵医嘱使用缓泻剂,以便排空肠道内积便。

● 手术当天,常规需留置胃管、营养管等。留置胃管行胃肠减压,以排空胃内容物,避免术中胃内容物反流吸入肺内,导致吸入性肺炎的发生;留置营养管以备术后肠内营养的供给。

● 有些患者往往出现反复呕吐、无法进食的严重梗阻后才来就医,这种患者入院时即行胃肠减压,以便及时吸出胃内残留的食物残渣,减轻局部的压力。局部有水肿者,用浓盐水洗胃,以减轻局部水肿的程度,保证手术的顺利进行。

(5)皮肤准备。双乳头以下、大腿上 1/3 以上的区域均为手术区域的皮肤,护理人员会在术前一天查看手术区域皮肤,刮除长度>1cm 汗毛,指导并协助患者进行清洁。具体为采用非刺激性皂液或沐浴产品清洗 3 遍,再用清水擦洗干净。

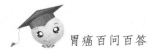

(6)精神准备。手术前一日晚上,应保证良好的睡眠。如入睡困难者,可遵医嘱口服或肌内注射镇静类药品,如安定等。

(7)手术前衣物准备。手术前护理人员会为患者准备一身经过消毒的病员服;手术当天,应贴身穿上,不穿内衣、内裤,以便充分暴露术野;留置尿管;手术期间,贵重物品,如手机、钱包、首饰等也应交由家属保管;佩戴活动性义齿者,术前应取下,交由家属保管,以免麻醉或手术过程中脱落造成误咽或误吸。

温馨提示

对于脐内污垢较难清洗者,护理人员会先采用液状石蜡棉球浸泡10分钟,待污垢软化后再用棉棒清洁,以便彻底清洁脐部皮肤。

49 胃癌合并呕吐患者术前应注意哪些情况?

当存在胃部肿瘤累及幽门或引起胃窦部流出道狭窄的情况,由于幽门的通过障碍,胃内容物不能顺利进入小肠,而在胃内大量潴留,导致胃壁肌层肥厚、胃腔扩大及胃黏膜层的炎症、水肿及糜烂。临床上因患者长期不能正常进食,并大量呕吐,导致严重的营养不良、低蛋白血症及贫血,并有严重脱水、低钾及碱中毒等水、电解质紊乱情况。胃癌患者合并幽门梗阻后首先治疗是禁食水,并予以胃肠减压处理,可以予以高渗盐水洗胃,减轻胃壁水肿及纠正低钠血症,减少术后并发症的发生。由于患者常合并呕吐,导致患者易合并有电解质紊乱及营养不良,术前应予以静脉营养支持,改善患者的营养状态。由于幽门梗阻,术前无法经口进行术前准备,因此可以术前予以甘油栓灌肠,利于术后肠道功能的恢复。

50 胃癌合并贫血患者术前应注意哪些情况?

胃癌患者常合并消化道出血,文献报道,贫血术前发生率为34%~56%,大多数患者贫血的主要原因是肿瘤导致的消化道慢性出血,患者常合并黑便或大便潜血阳性,另外,肿瘤的慢性消耗也是主要原因之一。贫血会增加患者并发症的发生率,造成患者术后恢复的困难,因此为保证手术安全,术前应改善患者的贫血状态。目前,术前应将血色素控制在90g/L以上,能保证手术的安全进行;另外,术中根据患者一般状况及手术创伤的情况,可进行术中紧急输血。因此,胃癌患者手术前均应常规备血2~4个单位,以防术中需要。术前应向患者及家属介绍输血的必要性,介绍输血的相关风险,并在术前签署输血知情同意书。术后根据血常规检测,判断是否需要继续纠正贫血治疗。

51 高龄胃癌患者术前准备有哪些特殊注意事项?

随着人口老龄化进程的加快,胃癌患者中高龄人口的比例逐步增高,虽然年龄不是手术的禁忌证,但由于老年患者常合并多种疾病,以及器官功能储备的降低的不可预知性和难以术前准确评估,使得老年患者术后并发症较年轻患者明显增多。术前准备不充分可能会显著增加老年患者围术期的风险,因此对老年患者正确评估全身各主要器官的损害程度和代偿能力,是术前管理的重要组成部分。老龄化可导致血管和心肌进行性硬化及顺应性降低,对于老年患者术后易合并心电图异常和心肌损害,术前可通过心电图、动态心电图以及超声心动检查判断手术的危险,对于老年患者术中应谨慎操作,以最小的创伤尽快完成手术,术后注意输液的速度与总量。在高龄患者的术后脏器损伤中,呼吸系统发生并发症的概率大,尤其是PaO_2小于70mmHg,肺活量1秒率低下的患者;因此高龄患者应从一入院就积极进行雾化、祛痰剂治疗和呼吸肌锻炼,降低术后并发症发生风险。此外,高龄患者合并心肌梗死和脑血管意外的发生率高,术中及术后的创伤打击可导致疾病复发;合并急性心脑血管意外的患者应尽量3个月内避免手术治疗。

温馨提示

随着生活条件的改善,老年肿瘤患者的比例明显升高,由于高龄患者器官功能衰退明显,术后并发症发生后致死率高,因此术前应进行准确评估,围术期严密监测病情变化,提高警惕,尽量避免并发症的发生,简化围术期医疗措施并确保最高质量的治疗。

52 胃癌合并糖尿病患者术前准备有哪些注意事项?

糖尿病是目前发病率上升速度最快的疾病之一。由于糖尿病患者常无明显

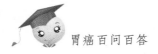

症状,部分患者术前才发现并做出诊断;另有部分患者诊断糖尿病后未规律监测血糖及治疗,术前血糖控制不理想。由于糖尿病患者的机体愈合能力下降,术后伤口愈合困难,增加了吻合口瘘的发生风险。对于糖尿病胃癌患者,术前重要的准备就是控制血糖,术前调整饮食为糖尿病饮食,必要时可口服糖尿病专用的肠内营养剂,在保证充足热量的情况下利于血糖控制。术前一般停止口服降糖药,改用胰岛素控制血糖。术后严密监测血糖,并使用静脉胰岛素泵精准控制血糖。

53 胃癌合并心血管疾病患者术前准备有哪些注意事项?

心血管系统常见的疾病是高血压、冠心病和心律失常。对于高血压患者,因动脉硬化,不仅末梢血管阻力增高,而且微小动脉和毛细血管的局部循环差,容易导致脏器功能下降,因此,围术期为保持脏器的充足血流,维持适度高的血压是必要的;但高血压患者血压在 160/100mmHg 以上时,可能在诱导麻醉或手术时出现脑血管意外或急性心力衰竭危险。因此术前需应用降压药,使血压下降到上述范围以下才可进行手术。

高血压患者降压药原则上应用到手术当日凌晨为止,术后是否需要停用降压药应根据病情决定。冠心病患者围术期易发生心肌梗死,术前需根据病史确定冠心病的类型及严重程度,评价心脏功能。稳定型心绞痛可耐受手术,变异型心绞痛患者通过口服药物控制疾病发作后可考虑手术治疗;对于不稳定型心绞痛需经治疗转为稳定型后才可手术治疗。

胃癌手术创伤较大,麻醉及手术等因素可以诱发心律失常,也可使原有的心律失常加重,处理不当可导致严重后果,甚至死亡。术前对于病史不明的心律失常患者 24 小时动态心电图检查是必需的。对存在心律失常的基础疾病则应先治疗基础疾病。对偶发的房性、室性期前收缩可以不处理,仅密切观察。对于频发室性期前收缩乃至阵发性心动过速的患者则应使用药物控制心律后行手术治疗。对于带有心脏起搏器的患者,术前应做好准备,采取必要的措施,一般可耐受手术治疗。

温馨提示

对于急性心肌梗死患者,6 个月内不施行择期手术;而心力衰竭患者,最好在心力衰竭控制 3~4 周后再施行手术。

54 胃癌合并呼吸系统疾病患者术前准备有哪些注意事项?

老年患者多伴有慢性肺部疾病,主要为慢性支气管肺炎、肺气肿和肺心病等慢性阻塞性肺病。肺部基础疾病会增加手术风险,术前应积极处理,为手术做好准备。对肺功能不全者,术前应做血气分析和肺功能检查,必要时需进行胸部 CT 检查。患者术前需进行呼吸训练及排痰训练,不但利于患者术后排痰,而且利于缓解患者术后的紧张和不安情绪。对合并吸烟的患者建议术前停止吸烟 2 周,可配合雾化吸入,利于痰液稀释,便于咳痰。对于合并慢性支气管炎,经常咳脓痰的患者,术前 3~5 天可给予抗生素治疗;对伴有哮喘经常发作的患者,可给予口服地塞米松治疗。

55 胃癌手术前需要置鼻胃管吗?

胃癌患者手术前需常规置胃管的目的

- 幽门梗阻患者,术前置胃管可经胃管吸出胃液,减轻患者腹胀、反酸、胃灼热、呕吐等症状。
- 术前置胃管,可防止术中拔除气管插管以及术后患者胃液反流进入气管引起误吸。
- 留置胃管行胃肠减压能有效地预防胃扩张、肠道痉挛,减少术后恶心、呕吐、腹胀等不适症状,同时还能减少手术切口和吻合口的张力。
- 术后留置胃管可观察患者胃液颜色,是否有残胃出血的发生。

56 如何放置胃管?

协助患者取半坐卧位,清洁患者通气顺利一侧鼻孔。沿选定的鼻孔插入胃管,先稍向上而后平行再向后下缓慢轻轻地插入,缓慢插入到咽喉部 (14~16cm),嘱患者做吞咽动作,当患者吞咽时顺势将胃管向前推进,直至预定长度(成人插入长度为 45~55cm),具体深度以患者身高为依据。初步固定胃管,检查胃管是否盘曲在口中,然后用胶布固定胃管于鼻翼处。若怀疑胃管脱出,应及时通知医生。

57 胃癌手术需要放置导尿管吗?

由于术后患者不能下床以及术后患者可能出现尿潴留,所以胃癌患者术

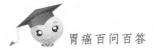

前都要行置导尿管,用于手术期持续性导尿,术后便于观察患者尿量,一般术后 3~4 天拔除。导尿管为经尿道插入膀胱的橡胶管,可以在病房中置入;也可以在手术开始前,麻醉满意后进行,减少患者不适感。

58 静脉输液都有哪些途径?

头皮针是一次性的医疗器材,自 20 世纪中叶被发明以来,一直沿用至今,适用于输注药液量少、药物刺激性小及输注时间短的患者,但因其较高的药液外渗风险,不适用于静脉营养液的大量输注,目前临床上已逐渐被各类静脉导管所取代,包括外周静脉留置针、经外周静脉置入的中心静脉导管(PICC)、中心静脉导管(CVC)、输液港(PORT)等,它们用于输注药物、输血、营养支持、监测血流动力学,在疾病的诊治中发挥着重要的作用,有着"生命线"之称。静脉留置针作为头皮针的换代产品,其套管柔软,随着血管的形状弯曲,对外周血管的刺激性较小,一定程度上,可减少药液外渗风险及反复穿刺的痛苦,留置时间一般不超过 4 天。

因此,静脉营养液的输注,尤其是全胃肠外营养的患者,最好选用导管尖端位于上腔静脉(人体内最粗的静脉)的中心静脉导管,临床常见的包括:经外周静脉穿刺置入中心静脉导管,即我们通常所说的 PICC;还有一种是传统的中心静脉导管(CVC),常见经锁骨下静脉、颈内静脉等部位置入。经锁骨下静脉穿刺置入的导管,即我们俗称的"锁穿"。两种导管均为安全、可靠、操作方便的技术。置管成功后,仅需将输液器及导管接头相应部位连接即可将大量的液体、营养制剂输注进入大静脉,成分会迅速被血液稀释,减少对局部血管的刺激,静脉炎、药液外渗等并发症的发生率亦会随之降低,同时,可减轻反复穿刺给患者带来的痛苦,基本不限制患者活动,保证静脉治疗顺利进行的同时,也为患者的生活提供了便利,极大地提高了患者的生活质量。使用

温馨提示

由于外周静脉的管径小,血流速度缓慢,长期反复高渗性、高刺激性营养液、药液的输注,极容易引起局部血管受损,形成静脉炎,导致局部肢体肿胀不适。

过程中,如不出现相应并发症,可保留较长的时间,其中 PICC 留置的时间可长达 1 年甚至更久,而对于 CVC 导管,根据最新的理念,只要导管正常可用,就可以一直使用,直至出现相应并发症导管无法留置或不再有留置导管需求,才考虑拔管。

两种导管在留置期间,都应定期由护理人员进行冲封管、更换贴膜、更换接头等维护工作,以保证导管的有效使用,减少导管相关并发症的发生。

近年来,随着医疗技术的发展,一种更为新型的输液管路技术, 即植入式输液港,简称"输液港",逐渐应用于临床。输液港是一种完全置入于人体内的闭合输液系统, 需由医生经手术置入,置入成功后,仅需使用无损伤针插入输液港相应注射座即可连接中心静脉,进行静脉治疗。这种先进的输液管路技术,不影响患者形象,不妨碍患者的日常生活,如洗浴、社交等,真正

温馨提示

患者及其家属应保护好导管,不可随意牵拉,防止导管脱出, 外敷贴膜一旦有卷边、脱落,导管局部有渗血、渗液、出汗等情况时,应及时通知护理人员进行更换。

提高了患者的生活质量,且留置时间更是可长达 5 年,治疗间歇期仅需每个月维护一次,极大地为患者提供了便利,但由于价格昂贵,且一旦出现问题,后果较为严重,甚至需重新手术取出导管,因此临床尚未普遍开展。

59 胃癌手术前如何建立静脉通路?

由于胃癌术后患者消化道重建,胃肠功能未能完全恢复,患者从禁食水到正常的饮水、进食需要一段时间,期间需经静脉输注大量的液体、营养等物质以满足机体所需,促进身体的康复。这期间输液时间长,输液量大,输注的液体渗透压高,对血管的刺激性较强,因此,通常于术前置入中心静脉导管,以减轻经外周静脉输液引起的反复穿刺、渗液、肿胀、疼痛等不适。满足静脉输液的同时不限制患者的活动,为患者静脉治疗提供便利。尤其患者发生并发症需要大量、快速补液抢救时,此静脉通路是非常重要的输液途径。

临床上以经锁骨下静脉、颈内静脉等置入中心静脉导管最为常见。当然,

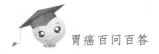
对于经评估术后需辅助化疗的患者，还可选择 PICC 甚至输液港等静脉通路，以满足长期静脉输液所需,同时提高生活质量。

60 置入中心静脉导管有什么风险吗?

中心静脉置管属于深静脉置管，置管过程及导管留置期间均可能出现一些并发症。置管时的并发症包括血胸、气胸、心律失常、误穿动脉、误伤神经、空气栓塞、导管异位等;导管留置期间可能会并发导管相关性感染、导管相关性血栓、导管堵塞、静脉炎、导管移位、导管断裂等并发症,但发生的概率往往较低。置管时及导管留置期间,操作人员和护理人员均会做好预防措施,减少相关并发症的发生,同时做好导管的维护工作,保证导管的正常使用;护理人员亦会每日评估导管,一旦出现相关并发症,会及时采取相应措施,做好处理。

61 胃癌手术怎样麻醉?

胃癌手术需要全身麻醉,气管插管,呼吸机辅助正压通气。其目的包括:①麻醉期间保持患者呼吸道通畅,防止异物进入呼吸道,及时吸出气管内分泌物及血液;②进行有效的机械通气,防止患者缺氧和二氧化碳聚集;③便于吸入性全身麻醉药的应用。手术完成后待患者意识基本恢复,呼唤能睁眼,血压、心率、心电图基本正常可拔除气管插管。

患者进入手术室后,先由护士开放静脉通路(也就是扎针输液),麻醉医生连接心电图、血压、血氧饱和度等监测,面罩吸氧。麻醉医生开始麻醉诱导,给患者静脉注射全身麻醉药或者吸入麻醉气体,患者在给药后 3~5 分钟便意识消失,由清醒进入睡眠状态。在全身麻醉状态下,由于没有意识、全身肌肉松弛,患者丧失呼吸的力量,自主呼吸通常会消失;麻醉医生会进行气管插管操作,即在喉镜等插管器械的辅助下把一根气管导管经患者的口腔或鼻腔插入患者的气管,气管导管的另一端连接麻醉机,由麻醉机通过气管导管给患者输送氧气,帮助患者呼吸。此后即进入麻醉维持状态,麻醉医生会通过麻醉机给患者持续吸入麻醉气体,或通过静脉通路持续输注麻醉药物,使患者持续处在麻醉状态。此时就可以开始手术了。整个麻醉维持时间的长短,取决于手术时间的长短。随着患者体内麻醉药物的代谢排出,麻醉药物浓度逐渐降低。当体内麻醉药物浓度降低到一定程度的时候，患者就可以恢复自主呼吸，意识也会清醒，此时麻醉医生会将气管导管拔出，继续给患者面罩吸氧，并吸除口腔分泌物。当患者的自主呼吸恢复良好，意识完全清醒，辨知能力良好，生命体征平稳时，即达到了麻醉苏醒离室标准，便可以返回病房了。

温馨提示

手术时间长，麻醉维持时间就长；手术时间短，麻醉维持时间也短。当手术顺利结束的时候，麻醉医生会停止麻醉药物的使用，患者即进入麻醉苏醒期。

62 胃癌手术为什么要进行气管插管，可能有哪些风险？

气管插管能够减少气道无效腔，保证气道通畅，便于术中给氧，防止胃内容物、分泌物反流至气管。气管插管前需对患者进行评估，检查患者口腔、牙齿、张口度、颈部活动度，判断是否为困难气道；喉头水肿、气道急性炎症等患者为气管插管禁忌。

气管插管的并发症包括

- 气管插管时有引起牙齿损伤或脱落，口腔、咽喉部黏膜损伤引起出血，颞下颌关节脱位的可能。
- 浅麻醉下行气管插管可引起剧烈咳嗽、憋气、喉头及支气管痉挛，心率增快及血压剧烈波动而导致心肌缺血，严重迷走神经反射可导致心律失常、心动过缓，甚至心脏停搏。
- 导管堵塞，分泌物、痰液或异物堵塞。
- 喉痉挛，是拔管时最严重的一种并发症，易发生于未完全清醒的患者。
- 声嘶及喉水肿，插管经过声门，可使声门创伤及声带受压，引起声带及杓间黏膜水肿，影响声带运动而发生声音嘶哑，多为短暂性的，拔管、声带休息、抗生素及激素治疗后可恢复。
- 声带麻痹，有单侧或双侧声带麻痹，一侧声带麻痹可能由于麻醉插管位置不当或气囊膨胀过度，压迫外展肌的神经末梢造成。
- 溃疡和肉芽肿，插管后常在声带和杓间区形成溃疡及肉芽肿，多为插管时伤及声带或杓间区黏膜，插管时间过长局部受压缺血或感染，插管固定不稳，使插管上下活动摩擦，造成局部黏膜形成溃疡和肉芽肿，影响通气。拔管前应充分吸引胃内容物，防止拔管后胃内容物反流导致误吸发生。

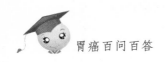

63 麻醉前为什么要禁食?

很多患者和患者家属对于手术前不能吃饭、喝水不理解、不明白,部分患者家属生怕委屈了患者,甚至有的人认为在手术前要吃得饱饱的,才能更好地"耐受手术","饿着肚子手术是会受不了的"。因此,有时由于患者或家属不听医师的劝告或忘记了护士的嘱咐而在手术前吃东西,而不得不停止这次手术,择期另做。

胃肠道的准备是术前准备的重要组成部分,这主要是为了防止在麻醉或手术过程中出现呕吐反应而引起窒息或吸入性肺炎。而这种呕吐反应在麻醉过程中,特别在气管插管、吸痰管吸痰及拔出导管时可能随时发生,因为一些麻醉药物可减弱人体正常的保护性反射。例如,肺对胃内容物有保护性咳嗽反射,防止它们进入肺内,但是麻醉以后,这些反射消失了;而胃酸对肺的刺激非常大,一旦进入肺内常引发吸入性肺炎,可导致呼吸衰竭,影响生命。

温馨提示

如果进食或大量饮水后进行麻醉手术,则胃内容物还没有消化进入肠道即可反呕出来,不仅会影响手术的正常进行,还可能造成严重的并发症,威胁患者的生命安全。

64 不采用全身麻醉也需要禁食吗?

即使是神志清醒的椎管内麻醉或是神经阻滞麻醉也需要禁食。因为手术麻醉过程中可能会出现低血压或是牵拉反射导致的迷走神经兴奋,会使患者在意识清醒的情况下也发生恶心呕吐的反应,这时就会有误吸的危险。而且有时由于手术需要或是麻醉不完善,需要术中改行全身麻醉,所以所有麻醉前必须严格禁食。

65 全身麻醉会对智力有影响吗?

现代麻醉采用的全身麻醉药均为对人体影响极小、作用可逆的药物,手术后可经人体代谢完全排出,每年世界范围内有数百万人次使用全身麻醉进行手术,实践证明,在专业人士的正确使用下,全身麻醉药不会对智力有任何的影响。

66 为什么要签麻醉知情同意书?

由于个体差异及合并疾病的不同,每个人对麻醉的耐受和反应都不一样,麻醉过程中可能会出现意外和并发症。任何麻醉都伴随着一定的风险,作为患者及家人,有必要也有权利充分了解麻醉存在的风险,这就是进行麻醉前谈话并签字的原因。

67 胃癌手术切口是什么样的?

胃癌开腹手术一般采用自剑突至脐通过腹白线上腹正中切口。上腹部正中切口可绕过脐的左方向下延长,也可切除剑突向上延长。正中切口的优点是通过腹壁的层次少,组织损伤少,出血少,进腹和关腹快;白线位于腹中部,两侧血供到此已成强弩之末,故愈合较差,伤口裂开和切口疝发生的机会较多。

一部分贲门癌患者,可采用左胸后外侧标准开胸切口,经第7肋床或肋间,然后在左膈顶部以食管为轴心做辐射状切口开腹。此种径路对贲门区显露良好,足以行次全胃切除及胃周及胃左血管的淋巴结清扫。

> **温馨提示**
>
> 如需要扩大切除范围,行全胃或合并切除脾、部分胰等,则可将该切口向前下延到上腹壁,切断左肋软骨弓膈肌及腹壁肌肉,很方便地变成胸腹联合切口,充分显露上腹部。

68 胃癌的手术切除范围有多大?

胃癌根治术中,胃的切除范围主要依据病灶的大小和部位来决定。分为胃大部切除术以及全胃切除术。顾名思义,胃大部切除术就是把大部分胃切除,包括远端胃大部切除术和近端胃大部切除术。在以根治为目的的手术中,胃的切除范围需要保证切缘到肿瘤边缘具有足够安全的距离。根据胃癌病灶的大小以及发病部位,部分患者需要接受全胃切除,这是胃癌手术当中的一种常规

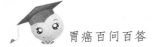

术式，有的患者及家属认为全胃切除后患者只能吃流质饮食，其实不是这样的，全胃切除后，外科医生也会根据具体情况采用不同的消化道重建方式。会将小肠与食管进行吻合，空肠代胃作用，食物会经过代胃继续向远端的小肠蠕动。患者经过一定时间的恢复，大多可以正常饮食。

胃切除的范围要求在非张力状态下，需要保证切缘到肿瘤边缘具有足够的距离，一般不得少于5cm。需要切除癌灶周围相当的正常胃壁，故根据胃的解剖结构和血液供应情况，若癌灶位于胃窦部附近则需要切除胃远端2/3或3/4，应切除十二指肠第一部3~4cm，称为远端胃大部或远端胃次全切除术；若癌灶位于胃底或贲门附近则需要切除胃近端2/3或3/4，应至少切除食管下端3~5cm，称为近端胃大部切除术；若癌灶位于胃体或底体部则需要行全胃切除术；胃中部癌已浸透胃浆膜或浸及胰体脾门时，需进行胰体、尾、脾等联合脏器切除。如果界限判断不清楚，残胃离肿瘤距离过近，则可进行全胃切除术。胃的淋巴管非常丰富，通过黏膜和浆膜下淋巴管可以有明显的播散，某些机构甚至要求距离肿瘤的切除范围至少要达到6cm，手术中需要冰冻切片来证实切缘阴性。此外，还有保留幽门胃切除术、胃分段切除以及胃局部切除等术式。

69 胃癌可以通过胃镜下切除吗？

局限于黏膜层的早期胃癌淋巴转移概率较低，从而使内镜下微创切除治疗成为可能。随着内镜诊断技术的不断发展，越来越多的早期胃癌被发现，通过内镜技术切除早期胃癌已成为可能。

内镜黏膜下剥离术（ESD）、内镜下黏膜切除术（EMR）是由日本学者开发出来的一种内镜微创切除技术，是指在内镜下运用改良的针刀直接从黏膜下层、黏膜进行切除的方法。相对于开放手术，ESD、EMR具有方法简便、创伤小、并发症少、住院时间短等优点。

温馨提示

是否可以行胃镜下切除，还要根据肿瘤的范围、侵犯深度、分化程度等来细致划分，由临床医生进行判断和决定。

70 胃癌为什么需要做淋巴结清扫术？

淋巴结转移是胃癌转移的主要途径，胃癌细胞会通过胃周围的淋巴管道向周围淋巴结扩散。相较于其他许多癌症到了中晚期出现转移的情况,胃癌在其早期就可出现淋巴转移现象。因此,手术除了要完整切除病灶外,都需要对病灶周围淋巴结进行清扫。

我们知道,早期胃癌是指癌组织仅限于黏膜及黏膜下层,而不论其面积大小与有无淋巴结转移。胃癌浸润局限于黏膜层时淋巴结转移率低于5%,侵犯黏膜下层时淋巴结转移率为20%。因此,早期胃癌虽存在转移,但是其转移率不高,仅为15.4%。进展期胃癌的淋巴转移率高达70%左右,胃下部癌肿常转移至幽门下、胃下及腹腔动脉旁等淋巴结,而上部癌肿常转移至胰旁、贲门旁、胃上等淋巴结。

温馨提示

晚期胃癌可能转移至主动脉周围及膈上淋巴结。由于腹腔淋巴结与胸导管直接交通,故可转移至左锁骨上淋巴结。

胃癌发生部位不同,则血液供应和淋巴回流不同,也就是转移的路径不同。胃周围淋巴结根据解剖部位分为23组,规范的淋巴结清扫可明显改善胃癌患者的预后,但并不是所有淋巴结都需要清扫。根据肿瘤的部位,具有不同的清扫要求。扩大的淋巴结清扫不但不能收到良好效果,反而会造成术后并发症以及死亡率的上升。D后面的数字越大,淋巴结清扫的范围也就越大。D1+、D2+是在D1、D2清扫的基础上做出相应的扩大清扫。由于我国胃癌患者大多处于进展期,早期胃癌发病率偏低,淋巴结转移率较高;目前临床研究显示,接受标准的D2根治术患者的生存获益最大,小于D2的淋巴结清扫会造成肿瘤细胞在体内残留;大于D2的淋巴结清扫会增加患者术后并发症,且不能使患者生存获益更大。因此,D2根治术作为胃癌的标准淋巴结清扫术式已经被广泛接受,目前国内各级医院都在推广实施标准的D2胃癌根治术。(注:根据手术清除淋巴结的范围不同,胃癌根治术分为D0、D1、D2等。D0:第一站淋巴结未全部清扫的治愈性胃切除术,称为根治性零级切除术,简称D0术或根0术。D1:第一站淋巴结全部清除,称为D1胃癌根治切除术,简称D1术或根1术。D2:第二站淋巴结全部清除,称为D2胃癌根治切除术,简称D2术或根2术)。

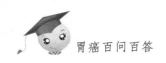
71 胃癌可以采取腹腔镜手术"微创"治疗吗?

腹腔镜是胃癌微创外科治疗的一种,可达到同样的手术范围和效果。腹腔镜技术用于胃癌手术始于上个世纪 90 年代初, 由日本学者 Kitano 首次完成,经过多年的实践,国内外大量的临床研究已证实,早期胃癌接受腹腔镜手术患者的 5 年生存率已达到 99%以上,其安全性、根治性、近期和远期疗效已获得与开腹手术相同或优于开腹手术的效果。日本胃癌协会(JGCA)的《胃癌治疗指南》将腹腔镜下手术及改良的胃切除术作为早期胃癌(EGC)的"金标准"治疗手段。"指南"认为,腹腔镜手术完全适用于淋巴结转移机会极小的早期胃癌。我国早在 2007 年也制定了《腹腔镜胃恶性肿瘤手术操作指南》,明确提出,腹腔镜胃

温馨提示

腹腔镜技术作为一项完全成熟的微创技术,应用于胃癌根治手术,其操作步骤、手术方法、手术达到的根治范围,均与开腹手术相同, 其肿瘤根治的疗效已经得到肯定, 也就是通常所说的肿瘤切除能够和开腹手术一样达到"切干净"的目的,并且与开腹手术相比具有创伤小、出血少、恢复快的显著优势。

癌手术的绝对适应证为肿瘤浸润深度局限在肌层以内者。胃癌治疗最有效的方法是根治性的手术切除。手术范围除了切除肿瘤和大部分的胃之外,尚需要做胃周淋巴结清扫。

72 什么是腹腔镜胃癌根治术?

微创技术通过腹腔镜、内镜等手段,改变了传统手术的路径,将原先需要"开膛破肚"才能进行的手术,通过腹壁或者体表的几个"孔"插入腹腔镜手术专用摄像头及手术器械,摄像头可以实时拍摄腹腔内情况,并将图像传输到电视屏幕上。外科医生的整个手术操作是借助腹腔镜器械,通过观看显示器屏幕完成的;具有良好的视野和放大效果,使得传统手术不易观察到的部位得以充分显露,组织血管解剖层次清晰,操作轻柔细致。腹腔镜手术对患者腹部的创伤也很小,医

生利用腹腔镜专用手术器械在患者体外操作完成整个胃癌根治术及消化道的重建工作,手术完成后,通过一个 3~5cm 的小切口将胃标本取出。患者腹部仅有 5 个 5~10mm 的小孔,完全取代了传统开腹手术的大切口。

73 为什么要放置肠内营养管?

放置肠内营养管的目的是为了术后给予肠内营养。主要包括鼻营养管和空肠造瘘管。食物或营养液通过鼻营养管、空肠造瘘管输入胃肠道。胃肠道吸收功能良好是实施肠内营养支持的基本条件。经管道输入的营养物可以是流质的天然饮食(包括匀浆饮食和混合奶),或按一定配方组成的要素膳(饮食),它含有人体必需的各种营养素,氮源物质采用氨基酸混合物或蛋白质水解物,能源物质为葡萄糖、蔗糖或多糖与脂肪等。有的要素膳还另加可直接吸收入门静脉的中链甘油三酯。其优点包括:营养素经门静脉吸收后输送到肝脏,符合生理,也有利于肝脏蛋白质的合成和代谢。可维持肠管黏膜细胞结构的完整性,保护肠黏膜屏障。更有利于虚弱患者的身体恢复。使用方便,经济实惠。

温馨提示

经鼻营养管,术中放置经鼻营养管经胃肠吻合口或食管空肠吻合口远端输出襻小肠内。空肠营养管置入空肠内,经腹壁引出并固定。

74 为什么要放置腹腔引流管?

手术完成,关腹前放置腹腔引流管引流是防治术后并发症和治疗部分外科疾患的重要手段。腹腔引流管引流的作用机制为:腹腔内积液主要依靠虹吸作用经腹腔引流管被动引流至引流袋中;其原理是体内位置较高的腔内液体通过引流管流入位置较低的引流袋中,条件是体腔中压强与引流袋中压强相等,引流管内管口不能露出液面。由于胃癌手术创伤比较大,手术创面较大,术后创面渗出较多;尤其是淋巴结清扫后部分患者出现淋巴液漏,放置腹腔引流管有利于引离或排出积存于腹腔内的液体(包括血液、脓液、炎性渗液、分泌液、淋巴液等)。所以胃癌根治术术后于吻合口或残端放置引流管,目的是防止

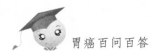

腹腔积液、减少腹腔感染的发生,同时可早期发现术后并发症如活动性出血、肠瘘、胆瘘、腹腔感染等,以利于早期处理。但腹腔引流管也加重了发生消化道瘘、肠粘连、腹腔感染等并发症的机会。

预防性的引流要保留至术后 7~10 天或患者进食后 1~2 天,否则意义不大。胃癌术后残端瘘和吻合口瘘一旦发生,胃肠内容物流入腹腔引起腹膜炎,继而出现腹腔感染,甚至形成腹腔脓肿。

75 什么是术中腹腔化疗?

腹腔内游离癌细胞和残存微小病灶的存在造成胃癌术后主要的复发方式为腹腔腹膜播散种植转移。这些游离的癌细胞,无以数计,就像在腹腔内撒了几把沙子、几把绿豆,手术难以清除,化疗效果不明显,放疗更不合适。而且,出现了种植性转移的患者很容易发生恶性腹水,患者生活质量差,预后不良。

腹腔化疗是将化学药物灌注入腹腔,直接对肿瘤细胞发挥杀灭作用。相对于全身性化疗(静脉用药或口服)而言,腹腔化疗具有以下优点:

(1)增加了药物与肿瘤细胞的广泛接触,有利于药物渗透入肿瘤细胞。胃癌主要的转移方式就是广泛的盆腹腔腹膜种植。化学药物的作用比较表浅,对于大的肿瘤或许无效,但对于小的,腹腔内的多发性小种植结节却能发挥作用。手术有时不可能将这些细小结节完全切除干净,而腹腔化疗时,这些肿瘤结节将持续浸泡于化疗药物中,有利于药物发挥最佳作用。

(2)可增加局部的药物浓度。腹腔化疗可使腹腔局部获得的药物浓度高于静脉给药的 10~1000 倍。抗癌药物的抗癌能力与其浓度成正相关,腹腔中化疗药物浓度的增加使其对种植肿瘤细胞的杀灭作用也增强。

(3)可减少化疗的副反应。腹腔给药时,血中的药物浓度相对较低,药物在其他组织器官中的浓度也相对较低,使药物对心、肝、肾、肺等的毒副作用也相应减少。

(4)可同时通过静脉解毒。在通过腹腔灌注保持局部高浓度的同时,对吸收入血的那部分药物则通过静脉使用相应的解毒药物进行解毒。

采用腹腔内化疗可以减少腹腔内复发。胃癌发展到一定阶段,病变累及浆膜,就可能出现浆膜面癌细胞的脱落,成为腹腔内游离癌细胞,引起腹腔种植。药代动力学显示,腹腔内给药的药物浓度明显高于全身给药。腹腔内化疗应在术中开始,此时体内肿瘤负荷最小,肿瘤细胞增殖速度相应加快,对化疗敏感;若延缓治疗,肿瘤负荷大,化疗效果差。

温馨提示

手术时腹腔内粘连松解,而新的粘连尚未形成,药物易达到腹腔内所有的部位。

76 什么是腹腔热灌注化疗?

热灌注化疗是化疗和热疗结合应用治疗肿瘤的一种新疗法。用高温"烫死"癌细胞并非天方夜谭。西方早在 2000 年前就发现有患者发烧后肿瘤消失的现象。热疗理念在 20 世纪 70 年代已经用于临床。资料显示,1975 年在美国华盛顿举行的第一届国际肿瘤热疗会议上,已将热疗确定为恶性肿瘤的第五种治疗方法。

腹腔热灌注化疗其原理是利用物理能量加热热效应好的化疗药物,灌注到肿瘤部位,使肿瘤组织温度上升到有效治疗温度,并维持一定时间,利用正常组织和肿瘤细胞对温度耐受能力的差异,达到既能使肿瘤细胞凋亡又不损伤正常组织的治疗目的。热灌注化疗使热疗与化疗灌注药物产生有机的互补作用,增加患者对化疗的敏感性。能够更有效地杀伤恶性肿瘤细胞,提高患者的生存质量,延长患者的生命,同时又减轻放疗和化疗所产生的副作用,因而被国际医学界称之为"绿色疗法"。热灌注化疗是当前肿瘤热疗和热化疗最主要、最有效的应用方式。

热疗之所以对肿瘤有"杀伤力",是因为正常组织在 47℃条件下能耐受 1 小时以上,而恶性肿瘤细胞能耐受的温度仅为 43℃,加热后肿瘤组织内环境改变、缺氧、pH 值下降、营养不足,从而损伤肿瘤组织细胞。热灌注化疗能恒定地保持腹腔温度达 43℃1 小时以上,可使腹腔内癌细胞受到不可逆损害。如果热疗联合化疗一起使用,那么化疗药物在加温条件下能改变癌细胞膜的通透性,有利于化疗药物渗入肿瘤细胞内,抗肿瘤作用会明显增强。另外,大容量的灌

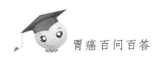

注液能使化疗药物的浓度高于体循环浓度,高浓度的化疗药物可直接杀灭腹腔内游离癌细胞和残存微小病灶。

77 胃癌术后为什么会有腹腔出血呢?

腹腔出血是外科手术最常见的术后并发症,胃癌根治术后腹腔出血的发生率要高于其他普通外科手术,发生率为1%~2%。引起术后腹腔出血的原因多种且复杂,主要原因包括血管结扎不牢或结扎线、结扎锁扣脱落;脾被膜撕裂;使用能量器械(电刀、超声刀)闭合后血管断端再次出血;腹壁血管损伤等。

无论结扎止血或缝扎止血,只是对于血管断端进行暂时封闭,因为结扎的丝线一般在术后1周左右会随坏死的血管残端脱落,而真正达到完全止血是需要在血管残端局部形成血栓。因此,胃癌术后腹腔出血的主要原因有以下两方面:一方面,术后患者由于伤口疼痛、紧张、害怕、焦虑等原因,引起血压出现波动,尤其既往有高血压病史的患者,术后血压波动的幅度会更大;此外,术后患者进行排便或是快速蹲起动作时,腹腔压力会骤然升高,此时腹腔内血管的压力也会突然加大,因此短时间内血压频繁剧烈的波动会在血管断端血栓彻底形成之前导致断端破裂出血;另一方面,由于胃癌手术需要对血管周围的淋巴结及软组织进行彻底的清扫,使血管完全处于裸化状态,这样势必会使血管壁失去滋养血管的营养支持以及血管鞘的保护,导致血管壁弹性下降、变脆,因此一旦管腔内压力升高,或是消化道瘘后消化液对血管的侵蚀,都会引起术后腹腔出血。

78 如何知道患者是否有腹腔出血?

腹腔大量出血的患者多表现为烦躁不安、四肢湿冷、面色苍白、意识淡漠等。此时需要通过心电监护仪密切观察生命体征。此外,患者在出血前出现黑便、发热、引流管引出鲜红色血性液、引流量快速增多、腹部疼痛、腹胀等都可能是发生腹腔出血的表现。

79 胃癌术后为什么会出现消化道出血？

消化道出血是胃癌术后出血的另一种表现形式,发生在消化道内,因此相较腹腔出血而言,消化道出血时的症状更加隐蔽,不易被发现。出血的原因主要是以下两个:①吻合口出血,虽然吻合器已广泛使用于胃肠道重建中,但当组织过厚或过薄,或者因组织压榨时间不够时,仓促地切割闭合组织中的血管,会造成暂时封闭血管的假象,再加上麻醉状态下患者血压较低,因此术中不易及时发现吻合口出血;②应激性溃疡,应激性溃疡主要发生于手术创伤较大,切除范围大、合并严重感染或休克等严重应激状态下的患者。

80 术后消化道出血该如何发现和处理？

典型的消化道出血表现为术后短时间内经胃管引流出新鲜血液,反复的黑便或血便,血红蛋白进行性下降,心率加快、血压下降,甚至休克等低血容量性休克表现。出现上述症状或表现的患者,应高度警惕消化道出血的发生。此时最直接最常用的检查方法就是胃镜。胃镜检查的优势不仅可以直接发现出血部位,还可以直接在内镜下进行止血治疗。但最好是在出血时或是出血后早期进行,一般在出血后48小时内。对于消化道出血的患者,应通过患者症状、体征以及实验室检查评估出血量和出血速度,首先可经胃管注入冰盐水或去甲肾上腺素局部止血,同时静脉应用奥美拉唑、生长抑素类药物进行止血治疗。一旦估计输血量较大或患者已出现休克、经保守治疗后无效的患者,应当立即行剖腹探查术。术中最好联合内镜以确定出血部位,局部进行缝合止血。

> **温馨提示**
>
> 术前排除凝血功能障碍性疾病、术中确切处理好吻合口或残端,对于高应激状态下的患者早期应用奥美拉唑、奥曲肽进行抑酸止血治疗都能够在一定程度上避免术后消化道出血的发生。

81 胃癌术后为什么会出现消化道瘘？

消化道瘘是胃肠道手术最常见的术后并发症,包括十二指肠残端瘘、吻合

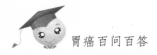

口瘘、胆瘘、胰瘘、小肠瘘等,其中十二指肠残端瘘最常见。发生瘘的病因主要包括:术前营养状态差、贫血、低蛋白血症等,对术后吻合口愈合造成严重影响;手术创伤大导致术后患者贫血、低蛋白;局部组织或脏器缺血、水肿;残端周围存在感染灶且引流不畅,长时间刺激残端局部形成瘘等因素。发生瘘以后,消化液或肠内容物会从瘘口处流出并进入腹腔或胸腔内。发生瘘以后不用害怕,一般都会通过引流管将这些消化液引流出体外,只要能保持通畅的引流,同时加强营养支持,一般瘘口都会愈合。作为患者及家属应配合医生的治疗,积极活动,保持良好心态,避免患者因沮丧或焦躁影响身体的恢复。

82 十二指肠残端瘘的表现有哪些,治疗困难吗?

患者多表现为右上腹疼痛不适、发热、引流管内引流出胆汁样液或脓性液,局部引流不畅者会出现吸收性黄疸,甚至弥漫性腹膜炎。

对于消化道瘘的治疗,首要治疗原则就是要保证引流通畅,如考虑腹引管引流不畅,可于 B 超指引下局部放置引流管。一定要尽早解决引流问题,以免因局部积液引起残端血管破裂出血。对于考虑无法彻底引流,或已造成严重腹膜炎或腹腔出血的病例,应立即行二次手术,彻底清除腹腔内积液和感染灶,同时行十二指肠残端造瘘,并

温馨提示

术后应用生长抑素类药物,4 周后逐渐拔出引流管,待窦道塌陷后封闭瘘口。

在残端周围放置腹腔引流管,必要时行空肠造瘘术,放置营养管,解决术后肠内营养问题。

83 为什么胃癌术后会出现吻合口瘘?

术后吻合口瘘发生原因与十二指肠残端瘘的发生原因相似,多见于术前长期幽门梗阻、全身营养状态差、贫血等患者,胃壁长时间水肿,导致吻合口出现吻合口瘘。此外,吻合口局部血供和张力同样会严重影响吻合口的愈合。吻合口瘘一般发生于术后 5~7 天;胃肠吻合口瘘一般较早便可通过引流管引出消化液而发现;而食管空肠吻合口瘘则多是当患者开始经口饮水和进食后,引

流液增加或引出含有食物残渣的引流液而发现。

患者的临床症状主要表现为发热、腹痛、腹腔感染等，B超或CT表现为腹腔积液，上消化道造影可明确瘘口位置。最简单的办法可让患者口服亚甲蓝后观察引流管是否引流出蓝色液体而确诊。

一旦确诊发生吻合口瘘，首要应予以禁食水、胃肠减压、瘘口局部通畅引流，同时予以全身静脉营养支持治疗。如患者已出现全身感染症状，则需要及时应用抗生素进行抗感染治疗。如考虑引流管无法通畅引流时，可考虑B超下放置腹腔引流管。吻合口瘘的治疗主要包括两点：一是通畅引流，二是建立肠内营养通道。长期肠外营养不仅费用高而且会带来严重的肝肾功能负担，若能在介入下绕过瘘口放置营养管，早期予以肠内营养，可加快吻合口瘘的恢复。此外，应用生物蛋白胶封堵瘘口也是一个选择。

吻合口瘘的预防工作主要在术前和术中。术前要全面评估患者的营养状态，纠正贫血、低蛋白，改善患者营养状态，糖尿病患者要稳定血糖后再行手术。

温馨提示

对于存在高龄、术前全身营养状态差、组织水肿等危险因素的患者，术中可行空肠造瘘术，以备术后肠内营养所用。

84 胃癌术后为什么会出现肠梗阻？

腹部外科最常见的并发症之一就是肠梗阻，胃癌术后由于涉及消化道重建，因此改变了小肠的解剖位置，易造成术后肠梗阻。导致梗阻的原因主要为肠袢成角、肠袢内疝、肠套叠、肠粘连等。肠梗阻根据发生位置不同分为输入袢梗阻和输出袢梗阻。这两个位置的梗阻临床表现差别明显，输入袢梗阻时肠腔内积聚大量胆汁、胰液及十二指肠液后腔内压不断升高，导致十二指肠残端破裂，或是肠壁表面张力增加，造成肠壁发生缺血坏死，直至穿孔。此类患者临床表现多起病急，上腹部剧烈疼痛，伴有恶心呕吐，予以胃肠减压及灌肠后症状无法缓解。而输出袢梗阻的患者相对症状较缓，多表现为腹痛伴恶心呕吐，呕吐物伴有胆汁，予以胃肠减压后症状可缓解。

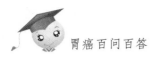

85 肠梗阻后应该如何解决？

症状较轻的肠梗阻可通过胃肠减压、禁食水、润肠通便、静脉营养支持治疗后逐渐缓解。对于经保守治疗后症状仍未缓解的应立即行剖腹探查术，避免长时间保守治疗延误手术时机，造成更加严重的后果。

86 胃癌术后为什么会出现淋巴漏？

淋巴漏是淋巴结清扫术后常见的并发症，主要因为清扫淋巴结后，淋巴管管道受损，淋巴液经管道内流出进入腹腔，表现为腹部引流管内流出乳白色液体，每天 200~1000mL 不等，多者每天可达到 2000~3000 mL。淋巴漏一般情况下不需要特殊处理，局部炎症粘连后可将漏口封住。如果是较大淋巴管或淋巴干漏，则需要长时间禁食水，同时应用奥曲肽减少淋巴液量。因此，在处理淋巴管丰富区域的淋巴结时，可予以残端丝线结扎以避免淋巴漏的发生。

87 胃癌术后为什么会出现胃瘫？

胃排空障碍又称为"胃瘫"，是指胃部分切除术后出现的残胃功能性流出道梗阻，多数患者可经保守治疗后治愈。胃瘫的发生原因很复杂，主要包括心理原因导致的自主神经功能紊乱；存在糖尿病、低蛋白血症、电解质紊乱、营养不良等因素；胃壁炎症水肿；术中清扫淋巴结时损伤迷走神经等。多发生于术后 5~7 天，患者出现上腹腹胀、恶心呕吐，呕吐物为胃内容物，可伴有胆汁，胃肠减压后症状可缓解。诊断胃瘫首先要通过腹平片排除肠梗阻可能后，行上消化道检查，观察胃肠道蠕动情况，同时观察有无吻合口狭窄或流出道梗阻。

88 发生胃瘫该怎么办？

胃瘫的治疗首要是心理治疗，向患者充分解释病情，消除其因为带胃管无法进食的顾虑；其次要予以胃肠减压、禁食水，使胃处于休息状态，有利于神经冲动的恢复；用高渗盐水反复冲洗胃腔；应用促进胃动力药物，同时静脉应用红霉素；双侧足三里注射

温馨提示

经过上述对症治疗后，多数患者在 2~4 周会治愈。

新斯的明;中医针灸、中药洗胃、灌肠等,同时予以充分静脉营养支持治疗。

89 **胃癌手术风险很高,可能出现多种并发症,做手术很不安全吗?**

胃癌手术是很成熟的手术式式,手术风险是可控的,对大多数患者都是安全可靠的治疗方法。术后并发症的发生率各有不同,不代表这些并发症都会出现在某一个患者身上,很多并发症都是可以通过患者自身的努力予以避免的。患者要做的就是配合好医护人员的治疗,尽可能地降低一些并发症的发生率。

90 **如何配合医生来减少术后的并发症?**

首先,患者要做到术前严格戒烟,可以通过每天吹气球来加强肺功能的锻炼,术后多咳痰。咳痰的目的就是要将呼吸道内分泌物尽量排出,避免因分泌物的堆积导致呼吸道堵塞,出现窒息等严重并发症;此外,咳痰可以帮助清洁呼吸道,避免肺感染的发生。相较普通人,吸烟的患者肺功能较差、痰多、痰更加黏稠不宜咳出,很容易在术后出现严重肺感染甚至呼吸衰竭,因此吸烟的患者更需要加强咳痰排痰。患者无需担心由于咳嗽导致腹部切口裂开,可以在咳嗽的同时用双手从腹部两侧向中间挤压伤口,减轻因腹壁震动而导致的切口疼痛感。

其次,要做到术后早下床、多活动。术后患者的卧床时间相较术前会延长,卧床时间长会导致一系列的术后并发症,如肺炎、肠梗阻、下肢深静脉血栓形成等。因此,术后的患者需要早期开始活动,当术后患者意识完全清醒后,患者就可以开始完成床上活动,包括翻身、抬腿、下肢做蹬车动作等。术后2天以后就可以开始下床活动,从床旁站立开始,逐渐过渡至中长距离散步。一般从每天平均活动30分钟开始,在一周内逐步增加至每天平均活动6~8小时。

> **温馨提示**
>
> 以上方法,可以使患者有效地避免肺炎、肠梗阻以及下肢静脉血栓等并发症的发生,并且能促进胃肠道蠕动的恢复,加快患者的康复。

91 **术后留置胃管难以耐受怎么办?**

行胃癌手术的患者通常会留置胃管,术后行胃肠减压吸出胃肠内气体和

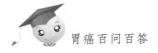
胃内容物,可有效减轻腹胀,降低吻合口张力,改善胃肠壁血液循环,确保吻合口愈合;通过对胃内容物颜色、性质和量的观察,可早期发现出血等并发症;若患者发生胃瘫、幽门梗阻、肠梗阻、肠粘连等并发症,亦可经胃管注入药物、液体等,此时留置胃管则是一项重要的治疗措施。

留置胃管后,由于禁食水及管道对黏膜刺激,可导致患者口唇干裂、口腔干渴、咽喉疼痛、排痰困难、声音嘶哑、口鼻咽喉部溃疡、恶心呕吐等不适。

留置胃管期间患者注意事项

- 保持平静的心态,接受胃管,减轻抵触情绪。
- 定时温水漱口,保持口腔、咽喉部黏膜湿润,必要时可含化润喉消肿的药物减轻咽部不适。
- 定时进行雾化吸入,采用正确的咳痰方法,以排出呼吸道的分泌物。

92 术后什么时候可以拔除胃管?

胃管拔除的时间没有统一的规定。一般情况下,胃肠道手术后 2~5 天,等到患者排气后,胃肠减压引流液颜色无异常,引流较少时,主管医师评估后即可拔除胃管;而对于胃瘫、梗阻的患者,胃管的留置时间可能会延长,或拔出后重置,多数患者均能耐受,直至拔除。

随着近年来快速康复外科的应用,国内外许多外科专家建议无需等到患者排气即可将胃管拔除。但无论是早拔胃管还是晚拔胃管,切忌在未得到主治医师同意时自行拔除胃管,因为由此可能会导致严重的术后并发症。

93 拔完胃管之后是不是就可以吃饭了?

胃管拔除以后,不可以立即正常饮食,需要由喝水—流质饮食—半流质饮食向正常饮食逐渐过渡。

胃癌术后饮水、吃饭等相关事项根据医生饮食医嘱进行,由患者自身恢复情况决定。正常情况下,术后 3~4 天患者排气、排便,肠蠕动功

温馨提示

若进食后有恶心、腹胀、腹泻等不适,应及时告知医护人员,减少或停止饮食,对症处理,待症状消失或减轻后,再开始进食,多可缓解。

能恢复,即可少量多次饮水,次日可进流质饮食,包括米汤、藕粉、酸奶、鱼汤、排骨汤等,随着胃肠功能的恢复,逐渐过渡到面汤、稀饭等半流质饮食,并由稀到稠逐渐适应,直至进食普食。

94 什么是流质饮食?

顾名思义,流质饮食就是不包含固体颗粒,食物呈液体状态或进入口腔后可立即融化为液态的食物。如肠内营养制剂、米汤、藕粉、酸奶、果汁、蔬菜汁等。这些食物相较单纯饮水而言,可以提供一些人体必需的营养物质,但更易于消化吸收,不增加胃肠负担,因此作为胃肠术后胃肠蠕动功能恢复后早期即可开始的饮食。肠内营养制剂由于富含丰富的人体必需营养素,且分子较小,易于肠道吸收,因此术后早期建议口服肠内营养制剂;而牛奶中由于含有较大分子的蛋白质,进入肠道后不易于立即吸收,患者会出现腹胀或腹泻等不适症状,故此阶段不建议饮用牛奶或豆浆。

流质饮食可选用的食物,如下表:

流质饮食可选用的食物

品 类	举 例
粮食类	藕粉、不带米粒的米汤、过滤的绿豆汤、过滤的红豆汤
奶 类	酸奶
豆 类	豆浆
水果类	果汁
蔬菜类	菜汤、番茄汁
肉 类	鸡汤、鱼汤、肉汤

需要注意的是,胃癌手术后的患者从饮水过渡到流质饮食时,应先从清流质饮食开始,包括米汤、稀藕粉、去油肉汤、少油过滤菜汤、过滤果汁等,为防止腹部胀气,一般不要进食牛奶、豆浆等可致胀气的食物。

95 什么是半流质饮食?

半流质饮食就是包含有一部分固体颗粒,进入口腔后经过简单咀嚼后即可化为糊状的食物,是一种介于流质饮食和软饭之间,稀软,易咀嚼、吞咽和消化的稀粥。如鸡蛋羹、粥、稀饭、面汤等。刚开始时每次少量,增多进食次数,逐渐增加每次进食量。半流质饮食适用于术后肠道通畅,但肠道功能尚未完全恢

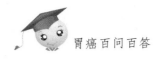

复的患者,可减轻胃肠道负担,同时刺激胃肠道功能的恢复,一般术后2~3周开始逐渐过渡到正常饮食。

半流质可选用的食物,如下表:

半流质可选用的食物

品 类	举 例
粮食类	各种粥类:大米粥、小米粥、肉末粥、碎鸡肉粥、虾仁末碎菜粥、豆沙粥
面食类	面条、面片、馄饨
蛋 类	鸡蛋羹、蛋花汤
奶 类	奶酪
豆 类	豆腐脑、豆腐花
水果类	果泥
蔬菜类	菜泥,可将少量碎嫩菜叶加入汤面和粥中食用
肉 类	碎鸡肉汤、鱼肉汤、肉末汤

患者由流质向半流质过渡时,可先从少渣半流质饮食开始,即食物中不含蔬菜水果类食物,可食用细粥类、嫩鸡蛋羹、豆腐脑、牛奶、肉汤等食物,菜汁、果汁应过滤后方可进食。

96 饮食过渡时期需要注意什么?

术后饮食无论处于哪个过渡阶段,首要原则就是少食多餐,即控制每次进食量,不要每次吃饱,七分饱即可。增加每天的进食次数,一般刚出院的患者每天进食量能达到术前进食量的50%即可,逐渐增加进食量。第二个原则就是细嚼慢咽,术后短时间内由于胃肠道功能尚未完全恢复,因此术后进食时建议患者将食物在口腔内充分咀嚼成食糜样后再吞咽,这样会减轻胃肠道的负担,缓解进食后腹部不适的症状。何时增加进食量无绝对的要求,主要根据患者自身的感受,循序渐进,切勿操之过急,刚刚恢复就开始大鱼大肉,这样很容易发生肠梗阻。第三个原则就是餐后多散步,由于术后胃肠蠕动较弱,如果餐后长时间坐卧,会导致食物长时间停留在胃或小肠中,引起腹胀或食欲差等不适症状,因此建议餐后半小时后开始散步,通过散步刺激胃肠道蠕动,帮助胃排空。

97 术后什么时候能吃水果、蔬菜和肉?

一般患者在半流质饮食的时候就可以进食少量的水果、蔬菜和肉类。刚开

始可以将蔬菜和肉切碎放入粥里或者面汤里，充
分咀嚼后再吞咽。

98 胃癌手术后留置尿管有哪些注意事项？

胃癌手术持续时间较长，术中及术后为了严
格地观察尿量，了解患者的肾功能，均需留置导
尿管。如果术后患者一般情况良好，出入量正常，
2~3 天后即可拔除尿管。患者需要注意留置尿管
期间尿袋不得高于膀胱，以防尿液反流；保持尿
管引流通畅，避免导尿管牵拉、受压、扭曲；患者
不可擅自拔除尿管，以免尿道损伤致出血；拔除
尿管后适当增加水的摄入，及时排尿。医护人员也会定期消毒，严密观察尿的
颜色、性质和量并做好导尿管的护理。

温馨提示

水果应以新鲜的
应季、口感绵软的水果
为主，如香蕉、苹果等；
流质饮食时可将新鲜
水果榨成果汁饮用，半
流质饮食时可多次少
量直接进食水果。

99 胃癌术后留置腹腔引流管有什么作用？需注意些什么？

胃癌术后患者通常会在腹壁两侧留有数根橡胶管、硅胶或烟卷管等引流
管以引流腹腔内渗血、渗液。通过对引流液的观察亦可早期发现腹腔内出血及
吻合口瘘等并发症。

置管期间患者注意事项

- 卧床时，保持各管路的通畅，防止受压、打折；翻身时避免导管的牵拉、扭
  转、脱出；下地活动时，先将管路固定在衣服上，再下床；返回病床休息时，
  要及时将管路固定在床周，保持引流的通畅。
- 妥善固定引流袋，液面不得高于腹腔，以免引流液反流，增加腹腔感染的
  机会。
- 医护人员会严密观察引流液的颜色、性质和量，定期消毒及更换引流袋。
- 引流管口渗出浅红色或淡黄色液体，属于正常现象，渗出较多时应及时通
  知医护人员更换敷料。
- 待引流无异常，渗出液逐渐减少，术后 4~6 日可拔除引流管，拔管两天后，
  多数患者引流管口伤口即可粘连，结痂，愈合。

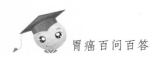

100 为什么手术后患者常会发热？

术后常见发热的病因

- 外科热。表现为术后 3 天以内患者低于 38.5℃的发热，临床较为常见，多由于破坏组织的分解产物及局部渗液或渗血吸收后出现的发热反应。
- 术中腹腔用药(如化疗药、生物制剂、止血用品、预防粘连药物等)。
- 腹腔积液(组织渗液、凝血块、消化液、感染灶等)。
- 肺部感染等。
- 术后患者出现发热，患者无需紧张，多数患者会自行退热，对于高热不退者，医护人员会及时处理、对症治疗。

101 手术后需要吸氧吗？

胃癌手术作为腹部外科创伤较大的一项手术，术后患者常规需吸氧。一方面，预防患者由于腹部伤口疼痛不敢呼吸引起的低氧血症；另一方面，通过增加身体血液内的氧含量，促进机体的新陈代谢，促进机体的功能恢复和伤口的早期愈合。

102 术后疼痛如何缓解？

胃癌术后疼痛主要表现为切口的疼痛，以活动、咳嗽、咳痰后加剧，夜间为甚。一般情况下，经患者及其家属同意，术后麻醉大夫会为患者配置自动镇痛泵，并与患者血管通路相连接，可保证止痛药物匀速泵入静脉内；疼痛加剧时，还可临时增加给药，以增强止痛的效果。近年来，随着腹腔镜技术的开展，患者的伤口越来越小，患者术后的疼痛程度也越来越轻，多数患者可较好地耐受术后疼痛。

对于一些疼痛阈较低或镇痛泵撤除之后仍感疼痛无法耐受的患者，医护人员会对他的疼痛程度进行评估，最常采用的方法为疼痛数字评分法，具体如图，患者可根据自己的主观感受，告知医护人员具体的分值。医护人员会根据评估结果，采用肌内注射、静脉滴注及经皮肤吸收等多种方式给予止痛药物，以缓解疼痛。

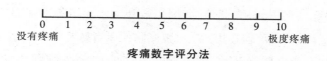

0 1 2 3 4 5 6 7 8 9 10
没有疼痛   极度疼痛

疼痛数字评分法

此外,患者还可采用半坐卧位,以减轻腹部的张力;活动、咳嗽、咳痰时应双手从腹壁两侧挤压,减轻切口部位的震动;采用深呼吸、听音乐等方式放松身心、转移注意力,均可达到缓解疼痛的目的。

103 术后恶心、呕吐怎么办?

手术后恶心、呕吐的常见原因是麻醉反应、应用吗啡等止痛制剂以及胃管不耐受等。麻醉剂和止痛药物作用消除后,恶心、呕吐即可停止;胃管不耐受者,应适当地做深呼吸,转移注意力,加强活动,促进早日排气,便于早日拔管。呕吐时头部应偏向一侧,防止呕吐物误入气管引起呛咳和窒息。如果术后多日,仍存在持续恶心、呕吐,需要进一步排查原因,除外器质性病变。

> **温馨提示**
>
> 切口部位的疼痛在术后 3~5 天后会逐渐减轻,若疼痛持续存在,或减轻后加重,应及时通知医护人员,寻找原因,及时处理。

104 手术后腹胀是怎么回事?应如何缓解?

正常成年人平均每天排气 10~14 次,可多至 25 次,每天排出气体总量达 600~700mL,胃肠道内气体过多,而肠道内的气体又不能通过肛门排出体外,即可引起腹胀。

腹部手术后,由于麻醉药物的应用、伤口的疼痛、机体的限制活动,均会导致患者短时间内肠蠕动减慢,肠道内的细菌作用于残留食物,使蛋白质、脂肪、糖类等物质发酵,产生大量的气体,滞留在胃肠道内,引起患者腹胀。同时,手术后的紧张、焦虑,也会使患者吞咽过多的空气,加剧了患者的腹胀。

一般术后随着肠蠕动功能的逐渐恢复,患者排气、排便后,腹胀即可减轻;已排气、排便仍腹胀者,通过增加活动量,如床上翻身、仰卧抬臀、蹬自行车等动作或早日下地活动;掌心围肚脐做顺时针环形按摩,按摩时需稍稍用力,也

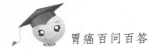

可对肠蠕动起到促进作用,此外,肛周热敷和温水足浴等方法,均会对肠蠕动功能的恢复起到一定辅助作用。严重腹胀除使患者感觉极度不适外,还可妨碍腹部切口愈合,限制呼吸运动,影响下肢静脉回流,诱发肺部并发症和下肢血栓形成,因此应及时采取措施缓解。除上述方法外,还可通过采用胃肠减压或使用甘油栓类缓泻剂刺激排气排便,以减轻腹胀程度。

此外,还应遵医嘱选用一些药物进行对症治理,包括多潘立酮(吗丁啉)、莫沙必利、甲氧氯普胺(胃复安)促胃肠动力药物等。含益生菌的微生态制剂,包括双歧杆菌、乳酸杆菌等,可调整肠道菌群,调节产气,治疗功能性腹胀,减轻胀感的不适症状。

105 胃癌术后为什么一些患者会出现打嗝?该如何处理?

打嗝即呃逆,是一种复杂的神经反射动作,是膈肌的异常痉挛性收缩。一过性打嗝,多数患者可以耐受,无需处理;如果持续打嗝超过 48 小时未停止者,称顽固性呃逆,持续呃逆严重影响了患者的睡眠和正常呼吸功能,甚至导致手术切口裂开、吻合口瘘。呃逆常见的原因包括胃肠胀气、电解质紊乱、酸中毒、膈下感染,以及手术过程中刺激迷走神经和膈神经、术后留置胃管直接刺激胃壁,以及术后切口疼痛、焦虑等心理因素均可诱发膈肌痉挛引起呃逆。

患者术后应加强活动,刺激胃肠蠕动,有效咳嗽、咳痰,均衡营养,限制牛奶、甜食等产气食物的摄入。同时保持心情愉悦,经上述方法无法缓解,可遵医嘱服用促进胃动力的药物或一些解痉药物,亦可采用中医针灸等疗法治疗。

106 术后如何进行身体活动?

术后活动包括两个部分:床上活动和床下活动。床上活动是指患者无法下床活动时可在床上进行翻身、抬腿、握拳等活动。床上活动可以有效地预防下肢静脉血栓、褥疮等。

一般术后第二天就可以下床活动了,包括扶床站立、下床上厕所、扶床行

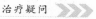

走、散步,循序渐进。下床活动可以促进排气以及胃肠蠕动的恢复,预防肺炎、肠粘连、肠梗阻等一系列术后并发症。下床活动时要注意安全,刚开始需要在家属搀扶下进行。出院后建议增加活动量,主要以散步为主,不建议术后短时间内进行跑步、游泳等剧烈活动。

术后尽早活动可带来以下好处

- 促进呼吸和肺扩张,减少坠积性肺炎等肺部并发症的发生。
- 促进血液循环,加速腹部伤口的愈合,防止下肢深静脉血栓的形成。
- 减少肠粘连,促进胃肠蠕动及胃肠功能的恢复,保证患者早排气,减轻腹胀和便秘。
- 促进膀胱功能的恢复,避免排尿困难。
- 避免因肢体肌肉不活动而导致的肌肉萎缩。
- 增进食欲,促进身体康复。

活动应在患者耐受的范围内依照循序渐进、劳逸结合的原则,逐步增加活动时间及活动量。术后生命体征平稳,卧床期间应加强床上活动,如翻身、抬臀、蹬自行车运动等,早期活动有助于胃肠蠕动的恢复,并可以预防深静脉血栓形成,减少急性肺栓塞的发生;做好深呼吸并主动咳嗽,有助于减少呼吸系统并发症的发生;对于腹部有切口的患者,咳嗽的时候用手掌按压腹部伤口可以防止对吻合切口造成影响。早日下床活动,遵循循序渐进的原则,具体为活动度由小到大,时间由短到长,次数由少到多。首次下地活动时,应特别注意,具体为,床头抬高,患者坐起,在床上暂坐 3~5 分钟,之后双腿下垂,双手扶床栏,在床边再暂坐 3~5 分钟,紧接着在床旁站立 5~15 分钟,如无不适,可在病房内走动,直至在家属陪同下在病区内活动,如发生双腿无力、头晕、心慌、憋气、大汗等不适,应立即平卧,以免发生跌倒。

107 术后为何要预防深静脉血栓?

胃癌患者本身血液处于高凝状态,手术后,由于身体虚脱、伤口疼痛等因素,患者活动量减少,引起血流减慢、血液黏滞度增高、凝血功能增强等,导致患者下肢静脉系统内血凝块形成导致血管闭塞。下肢深静脉血栓表现为患肢的肿胀、疼痛,活动后加重,抬高后好转,肿胀严重的皮肤可呈轻度淤血甚至青

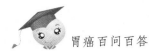

紫色，皮温升高；如果影响动脉，可出现足背动脉搏动的减弱或消失。B超检查通常可以确诊，存在临床症状，但B超检查阴性者，可考虑静脉造影，静脉造影是深静脉血栓形成诊断的"金标准"。

预防措施包括早期活动，肢体周期性充气加压治疗等；对于高凝状态的患者，医生会根据患者情况，为患者皮下注射或静脉滴注抗凝类药品；对于已发生血栓的患者，局部肢体应

温馨提示

深静脉血栓一旦发生，血栓碎块的脱落，随着血流栓塞于肺部，即为肺栓塞，栓塞于脑部，即为脑栓塞，无论何种类型的栓塞，均是比较凶险的，甚至来不及抢救，导致患者突发死亡。因此预防远大于治疗。

抬高、制动、穿弹力袜等，禁忌局部按摩，必要时请血管外科会诊，放置静脉滤网，以免栓子脱落发生严重并发症。

108 术前平时吃的药，术后什么时候可以继续吃？

如果术前患有慢性疾病，需要长期口服药物的患者，在可以饮水时便可以正常服药。除此之外，不建议过多地服用其他不必要的药物。术后短期之内，主要任务是过渡饮食以及胃肠道功能恢复，在此期间如大量服用不必要的药物，会影响正常饮食，适得其反。

109 糖尿病患者如何调节降糖药物？

建议患者详细记录一天内每餐的进食量，以及空腹和每餐前后的血糖水平，将记录下来的情况反馈给医生。术前患者如果没有进食障碍，可根据饮食情况自行调整降糖药物用量；对于有消化道梗阻的患者，需要胰岛素调控血糖。术后医生会根据患者的进食量以及血糖情况进行药物调整；出院后，应根据自己饮食恢复情况，请专科医师协助调整降糖药物，切勿自行调整用药剂量。

110 术后缝线何时拆除？有什么注意事项？

一般来讲，胃癌术后的 2~3 天，切口处会有些水肿，缝线的针眼稍有发红，属于正常现象；10~14 天后，伤口正常愈合即可拆线；对于全身营养状况差，腹压较高或有切口感染者，经正确的处理后可延长拆线时间。期间医护人员会定期消毒、更换敷料。伤口愈合时，新生的神经纤维长入瘢痕，易受到刺激，产生痒的感觉，这是正常现象，请不要搔抓。

影响胃癌术后切口愈合的因素有很多，包括内在和外在多种因素的影响。如癌症的自身消耗、高龄、贫血、低蛋白血症、免疫机制低下，抗感染以及组织愈合能力差；有些患者合并某些疾病如糖尿病、老年性呼吸系统疾病等影响术后切口的愈合。患者注意伤口部位的活动不可过度，腹带的包扎要注意松紧适宜，以放入一个手指为宜。术后两个月内避免增加腹内压情况的出现，如腹胀、便秘、剧烈频繁咳嗽等。

温馨提示

医护人员会定期消毒伤口，更换敷料，患者应注意保证局部伤口的清洁干燥，勿沾水；有任何不适，包括疼痛、渗液等，应及时通知医护人员进行处理。

腹壁伤口愈合不良最常见的包括脂肪液化和伤口出血、感染、裂开等，表现为术后 7~10 天伤口渗液、流脓等，甚至出现伤口裂开，肠管外漏。

111 为何胃癌患者需要营养支持治疗？

胃癌是所有肿瘤中对营养影响最为严重的肿瘤，其原因包括：①疾病本身导致的厌食、抑郁相关性厌食使食物摄入减少，在所有肿瘤中，胃癌引起的厌食、早饱感发生率最高；②机械性梗阻等因素造成食物的摄入困难；③化疗药物毒性引起的吸收和消化障碍；④合并有分解代谢增加的因素，比如感染或手术治疗；⑤胃部手术特有的影响，在所有胃肠道手术中，以胃部手术的并发症最多、对营养与代谢的影响最大、持续时间最长，胃部手术后患者鲜见肥胖及糖尿病就是一个最好的证明。胃肠道切除及改道引起的铁、钙、维生素 A、维生

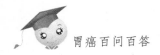

素 B_{12}、维生素 D 吸收障碍与缺乏,如胃液丢失引起的脂肪、蛋白质及碳水化合物消化吸收障碍。上述五个因素使胃癌手术后营养不良变得严重、频发、持久而复杂,所以对大多数胃癌手术患者,营养支持尤为重要。

目前主要的营养治疗方法

经静脉途径的肠外营养支持及经口、经肠内途径的肠内营养支持。

112 什么是肠外营养?输注时有哪些注意事项?

肠外营养是指为满足患者的营养供给,通过静脉途径给予适量的水、葡萄糖、氨基酸、脂肪、电解质、维生素和微量元素等人体必需的营养素,这些营养素直接经静脉吸收被人体利用,以供人体所需。适用于无法经胃肠道摄取营养或摄取营养物不能满足自身代谢需要的患者。术后给予肠外营养,可为患者提供能量,纠正或预防营养不良,改善营养状态,同时保证术后胃肠道的休息,减少胃肠道消化液的分泌,促进吻合口的愈合。

静脉营养液不同于一般液体,因 pH 值低,渗透压高,输注时间长,因此应尽量选择经中心静脉导管途径输注。输注过程不宜过快,条件允许下可使用输液泵控制营养液均匀、稳定而持续输注,以保证输入的营养液在体内得到充分利用。

输注过程中,应保持管路的通畅,中断输注或输注完毕,应及时用无菌生理盐水冲封管,防止堵塞管路。有些患者输注营养液后可能会有氨基酸过敏、燥热等不适,出现感染、栓塞等并发症,长期输注也可会引起代谢紊乱、胆囊结石、肝功能异常等,因此输注过程中如有任何不适应及时通知医护人员。

113 什么是肠内营养?输注时有哪些注意事项?

肠内营养是指将营养素包括碳水化合物、脂肪、蛋白质、维生素和矿物质等经口、经鼻饲管或经空肠造瘘管等途径进入胃肠道的一种营养支持方式。相比肠外营养经济、安全,更符合人体的正常生理,可发挥胃肠道正常的功能。所以,应积极提倡并且创造条件进行肠内营养治疗。

开始输注肠内营养时,一些患者可能会出现腹胀、腹泻、恶心、呕吐、营养液反流等胃肠道症状,主要是由于营养液高渗、高浓度以及输注速度过快;患者消化不良、肠道运动功能障碍等方面因素引起的。输注营养液时应遵循从低浓度到高浓度,由少到多,由慢到快的原则。

114 什么是免疫营养疗法?

胃癌手术创伤较大,导致免疫力下降,增加术后病死率及感染率风险,增强免疫功能可以降低这些并发症,因此,免疫营养是胃癌手术患者的一个优先选择。最常用的免疫营养物包含精氨酸、谷氨酰胺、ω-3 多不饱和脂肪酸、核酸和具有抗氧化作用微量营养素(维生素 E、维生素 C、β- 胡萝卜素、锌和硒)。术前 5~7 天的免疫营养支持可降低术后感染性并发症的发生率,缩短住院时间。推荐精氨酸、谷氨酰胺、ω-3 多不饱和脂肪酸、核酸四种联合使用。

115 术后什么时候开始化疗?

一般建议术后 3~4 周开始术后静脉化疗,但需要依据患者术后身体的恢复情况,年龄较大或者身体恢复较慢的患者可以适当延长时间,但尽量不要超过 3 个月。

116 什么是胃癌化疗?

化学药物治疗在胃癌的综合治疗中占有一定地位。20 世纪 70 年代盛行以丝裂霉素 C、5-氟尿嘧啶和阿霉素为主的化学疗法方案。1987 年开始应用依托泊苷、顺铂、多柔比星、氟尿嘧啶等药物方案;近十多年来,医生们开始应用 S-1(或替吉奥)、卡培他滨以及奥沙利铂、氟尿嘧啶、亚叶酸钙、多西他赛、伊立替康等为中心的综合治疗方案。2010 年 GASTRIC 研究组进行的一项分析显示,辅助化学疗法显著改善无病生存期和总生存期,5 年生存率可增加约 50%,而包含氟尿嘧啶的化疗方案显著降低病死率。

众所周知,化疗药物不完美,副作用严重限制了它的使用。化疗药物在杀

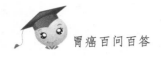
死癌细胞的同时,最大副作用就是杀死大量免疫细胞。由于化疗相对低廉的费用,它仍然会是多数癌症治疗的主力。

每个化疗药物作用机制都不同,现代化疗大部分是使用药物组合,而且随时都在优化。因为研究发现某些化疗药物组合之后,比单独使用效果好很多,经常会产生 1+1>2 的效果。对于胃癌,使用的化疗药物组合也不是完全相同的,需要根据患者的病情进行合理选择和适当调整。而且最优化疗组合方案并不是一成不变的,而是随时在调整改进。如果有证据说明新的组合更好,那大家就会用新的疗法。绝大多数化疗的目的是延长患者生命,而非治愈。

117 胃癌化疗分为哪些?

根据化疗的目的,化学疗法可分为姑息、诱导和辅助化学疗法。

(1)姑息化疗。以最大限度杀灭体内肿瘤细胞以达到治疗肿瘤的目的。这类患者一般肿瘤为晚期,多有远处转移和多发转移;或者局部肿瘤侵袭主要脏器和血管,无法手术切除;或因患者存在严重的手术禁忌证,不适宜采取手术治疗。

(2)术前化疗或诱导化疗。在手术或局部放疗前使用的化疗,达到使肿瘤缩小、增加手术切除率、缩小手术范围或增加放疗疗效的目的。这类患者一般尚无远处转移病灶或仅有孤立转移病灶,但局部肿瘤相对较晚,不宜手术切除;通过辅助化疗和/或放疗,有机会使肿瘤缩小到适宜手术切除。

(3)辅助化疗。在手术或放疗后,对可能存在的微小转移或残留病灶进行化疗,达到防止肿瘤复发和转移的目的。这类患者多为手术后患者,体内大部分肿瘤已被移除,但肿瘤分期偏晚,存在微小肿瘤残留可能,需要通过化疗干预。

根据注药方式分类如下

● 静脉化疗。这是最常用和最普遍采用的治疗方式。

● 动脉化疗。可以通过在介入引导下,对肿瘤的主要供血血管进行注药,可以增加药物浓度,减少全身化疗反应。

● 腹腔化疗。通过腹腔局部用药,可以控制局部肿瘤生长,减缓腹腔播散种植和腹水生成速度。

● 口服化疗。某些药物可通过口服的方式经肠道吸收,肝脏代谢,形成有效药物形式入血。患者接受容易,治疗简单,相对化疗反应较小。

118 化疗前需要进行哪些检查？

(1)血常规。主要了解血红蛋白、白细胞、血小板是否在正常范围,确定前次化疗造成的骨髓抑制情况是否已得到改善。

(2)肝肾功能、血糖和电解质。了解转氨酶、胆红素、白蛋白、肌酐、尿素等指标,评估是否存在严重的肝损害或肾功能不全,评估患者营养状态和代谢情况,及时终止或调整化疗方案。

(3)心电图。了解心脏情况,评估化疗药物的心脏毒性,一旦发现有异常情况,及时处理,必要时行心肌酶检查。

(4)B超、胸片或CT等检查。在病情需要时,应尽可能完善各项相关检查,评估疾病的治疗效果。

119 胃癌化疗常用药物的主要不良反应有哪些？

(1)顺铂(DDP)。顺铂是多种实体瘤的一线用药,可作为放疗增敏剂。临床研究已表明,大剂量顺铂对多种实体肿瘤有效,其疗效可观,抗癌谱广。

主要不良反应如下。

● 最严重是肾毒性,常见于用药10~15天后发生。出现肾小管损伤(顺铂可以在肾小管中结晶,损伤肾小管),表现为血尿,血尿素氮升高、血肌酐升高,肌酐清除率降低,常为可逆性,但反复、大量治疗可致轻中度肾损害。除了充分水化外,尚无其他有效的预防手段。大剂量顺铂化疗在无水、无利尿措施时肾毒性发生率为100%。水化可缩短顺铂血浆浓度半衰期、增加顺铂肾脏清除率。水化可不改变顺铂血药浓度及尿液顺铂排泄量,同时降低尿中顺铂浓度,减少与肾小管细胞结合,从而减少顺铂肾脏毒性。每日用量>40mg,则需常规水化、碱化处理,因为肿瘤坏死后可产生酸性代谢物,引起肾功能损害。

● 严重的消化道反应。用药后1~2小时可发生恶心、急性呕吐,持续1周,停药后2~3天消失。可用强效止吐剂如5-羟色胺、地塞米松、昂丹司琼等控制急性呕吐。

● 神经毒性。与用药总剂量有关。表现为听神经毒性如耳鸣、耳聋、听力下降,不可逆的高频听力丧失。中耳炎患者禁用顺铂。与氨基糖苷类抗生素(链霉

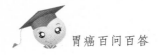

素、庆大霉素等)合用,可产生致命性肾衰,并致耳聋。末梢神经毒性表现为手脚袜套样感觉减弱或丧失、肌力下降等,通常难以恢复。

● 骨髓抑制较轻。发生率与剂量相关,剂量≤100mg/m²,发生率10%~20%;剂量≥120mg/m²发生率可达40%,可与联合化疗中其他抗癌药的骨髓毒性叠加,白细胞<3.5×10⁹/L、血小板<75×10⁹/L需谨慎使用,甚至停用。

(2)草酸铂/奥沙利铂(L-OHP)。第三代铂类抗肿瘤药。与顺铂无交叉耐药,可用于胃癌晚期一、二线治疗和术后辅助治疗。

不良反应:少而轻,与5-FU联用时,毒副作用增强。

● 末梢神经炎。发生率82%,有时可伴有口腔周围、上呼吸道、上消化道的痉挛及感觉障碍,可自行恢复而无后遗症。可因感冒而激发或加重。

控制奥沙利铂的输注时间(2~3小时),在输注奥沙利铂时及输注后数小时之内避免冷刺激,包括:避免饮食冷物、呼吸较冷的空气、接触冷物(冬天避免接触金属类物);化疗期间禁用冷水洗脸、刷牙、漱口等,在用药中、后要适当保温,注意患者肢端的保暖,防止低温痉挛,防止发生外周神经毒性反应。

温馨提示

外周感觉神经病变为剂量限制性(累积剂量>800mg/m²),轻者表现为肢端、口周的感觉迟钝、咽喉部感觉麻木、舌部感觉异常、手臂疼痛、眼睑下垂等;重者表现为共济失调、失语等,可能有永久性感觉异常和功能障碍。

● 消化道毒性。发生率64.9%,可预防性给予治疗性止吐药。

● 骨髓抑制偶尔可达3~4级。

(3)伊立替康(CPT-11)。

不良反应如下。

● 消化道反应。伊立替康化疗中出现的消化道反应较重,患者有恶心、呕吐但未出现腹泻症状或前兆时,可用甲氧氯普胺对症处理;如果伴有腹泻症状或前驱症状时慎用甲氧氯普胺,避免胃肠蠕动增强后诱发加重腹泻。

● 迟发性腹泻。伊立替康所致腹泻率高达90%,常为迟发性(用药后24小

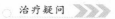

时),也有速发的,严重者还有"致命性腹泻"。用药前常规备易蒙停(不预防性用药),一旦出现腹泻立即服用,首次口服 4mg,以后 2mg/2h,直到末次水样便后继续用药 12 小时,总共用药时间 48 小时。医生一定要与患者做好沟通,做好预防措施。

● 伊立替康与奥沙利铂合用时患者可能发生胆碱能综合征,如果患者出现过腹痛、唾液分泌增多、多汗、流泪等状况后,下次治疗前可给予阿托品 0.25mg 皮下注射预处理,以缓解症状。

(4)紫杉醇。

不良反应如下。

● 过敏反应。发生率为 39%,其中严重过敏反应发生率为 2%。表现为支气管痉挛性呼吸困难、荨麻疹、低血压。几乎都发生在用药后最初的 10 分钟,严重反应常发生在用药后 2~3 分钟。给予紫杉醇抗过敏反应的药物为常规应用,不得擅自停用,使用后过敏反应的发生率可降至 50% 以下。

● 紫杉醇治疗后 2~6 小时,2%~27% 患者也可发生与剂量有关的 3~4 级外周神经病变。

● 紫杉醇的剂量限制性毒性是中性粒细胞减少或粒细胞减少,需要给予粒细胞集落刺激因子(G-CSF),把输液时间从 24 小时缩短至 3 小时。

● 少量患者可出现明显的心血管不良反应,包括心梗、房颤、轻度充血性心衰、室性心动过速、室性心律不齐等。

120 化疗药物的主要毒副反应和处理措施有哪些?

化疗药物的毒副反应主要为血细胞减少(白细胞、血小板、血红蛋白、粒细胞减少),导致出血、感染等;消化道反应(恶心、呕吐、腹泻);皮肤黏膜反应;肝功能异常;肾功能异常;心功能异常;神经功能异常;电解质异常等。

(1)胃肠道反应。是化疗最常见的不良反应之一,75% 的患者在接受化疗的过程中,会出现一些毒性反应,如厌食、恶心、呕吐、腹痛、腹泻等,伴随周身不适感,严重者会引起脱水,致使营养"入不敷出"。

恶心、呕吐对患者的情感、社会和体力功能都会产生明显的负面影响,降低患者的生活质量和对于治疗的依从性,并可能造成代谢紊乱、营养失调、体

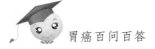

重减轻,增加患者对治疗的恐惧感,严重时不得不终止抗肿瘤治疗。因此,积极、合理地预防和处理肿瘤治疗相关的恶心、呕吐,将为肿瘤治疗的顺利进行提供保障。

按照发生时间,化疗所致恶心、呕吐(CINV)通常可以分为急性、延迟性、预期性、爆发性及难治性 5 种类型。

● 急性恶心、呕吐。一般发生在给药数分钟至数小时,并在给药后 5~6 小时达高峰,但多在 24 小时内缓解。

● 延迟性恶心、呕吐。多在化疗 24 小时之后发生,常见于顺铂、卡铂、环磷酰胺和阿霉素化疗时,可持续数天。急性恶心、呕吐如控制满意,则该情况发生率明显下降。

● 预期性恶心、呕吐。在前一次化疗时经历了难以控制的 CINV 之后,在下一次化疗开始之前即发生的恶心、呕吐,是一种条件反射,主要由于精神、心理因素等引起。预期性恶心、呕吐往往伴随焦虑、抑郁,与以往 CINV 控制不良有关,发生率为 18%~57%,恶心比呕吐常见。由于年轻患者往往比老年患者接受更强烈的化疗,并且控制呕吐的能力较差,容易发生预期性恶心、呕吐。随着化疗次数的增加,预期性恶心、呕吐发生率常有增加的趋势。

● 爆发性呕吐。即使进行了预防处理但仍出现的呕吐,并需要进行"解救性治疗"。

● 难治性呕吐。在以往的化疗周期中使用预防性和/或解救性止吐治疗失败,而在接下来的化疗周期中仍然出现呕吐。

对化疗所致的恶心、呕吐的预防可以从以下两个方面进行。

非药物性的预防。首先,加强心

温馨提示

预期性恶心、呕吐一旦发生,治疗较为困难,所以最佳的治疗是预防其发生,预防途径是尽可能在每周期化疗中控制急性和迟发性恶心、呕吐的发生。

理护理。恶心、呕吐是化疗患者最为恐惧的症状,应耐心向患者解释,说明化疗所致的恶心、呕吐是可以控制的,积极帮助患者克服恐惧心理及紧张焦虑情绪;其次,加强饮食护理,正确指导患者饮食。化疗前进食清淡、易消化、刺激性小的食物,避免食用油腻食物及饮冷水,多食蔬菜和水果,适当增加活动,防止便秘,化疗前 12 小时限制饮水;第三,采用心理暗示、感觉转移疗法有助于减轻恶心、呕吐,如化疗过程中含口香糖及糖块,让患者去看电视、听音乐等。

> **温馨提示**
>
> 药物性的预防目前已证明,加大止吐剂的剂量,改变给药时间或止吐剂的联合应用均能有效控制化疗所致的恶心、呕吐。

(2)骨髓抑制。造血功能障碍是化疗中最常见的一种副反应。血液毒性反应化疗药物可抑制骨髓造血功能,其临床表现主要是引起周围血液白细胞和血小板减少,机体抵抗力下降,此时患者很容易感到乏力、精神淡漠、反应迟钝,更严重的是引起感染,如败血症,其次是引起出血倾向,表现为鼻出血、病灶出血、皮下出血或内脏出血,严重者可危及患者的生命。

遵医嘱定期检查血常规,严密观察血象变化,以便医生及时调整用药(慎重化疗或立即停药)。当白细胞<$4×10^9$/L,血小板<$10×10^9$/L 时,需要对症处理;严重的白细胞减少患者,最好进入无菌防护设备室。患者要注意休息,加强营养,增加机体抵抗力。做好心理疏导,减轻思想顾虑。化疗药对血液系统的影响在停药后也不能麻痹,有些副反应恰恰在停药 1 周后才出现,故应提醒患者及家属,注意预防感染,安全度过危险期。血象较低者应输入新鲜血或成分输血,防止感染。

(3)脱发。由于多数抗癌药物对癌细胞的选择性作用仍不理想,在杀灭或抑制癌细胞的同时,对生长较快的组织器官如骨髓、淋巴细胞、胃肠道黏膜、毛囊等均可造成不同程度的抑制与损伤。某些抗癌药物在阻止肿瘤细胞的同时,又可抑制毛球的有丝分裂,使毛根细胞不能更新而致脱发。

脱发常常发生在化疗 2~3 周后,使患者感到难堪。特别是短时间内头发大量脱落,患者难以接受这一事实,往往造成很重的心理负担,其中,青年女性患者尤为突出。目前尚未见有关使用药物来减轻及预防脱发的报道,常采用头置发带、止血带阻断法,头颈部使用海绵持续冷敷及使用冰帽等方法,使局部血流受阻或缓慢,以减少化疗药物对毛囊的抑制及损伤,从而有效地预防和减轻

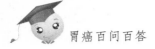

脱发。化疗后患者出现毛发脱落,停药后一段时间恢复正常,可指导患者暂戴假发,出现皮肤瘙痒可搽止痒药,嘱患者切勿抓挠。

(4)手足综合征。卡培他滨、替吉奥及5-氟尿嘧啶治疗消化道肿瘤时所致。肿瘤患者口服卡培他滨、替吉奥具有安全性好、疗效肯定、口服方便等优点,但与静脉滴注5-氟尿嘧啶相比,手足综合征发病率高。其发病机制仍未完全明确,原因可能是手足有丰富的血供、局部压力及较高温度引起。

当发现患者手掌和足底皮肤有轻度充血伴刺痛时,应首先明确诊断。手足综合征虽不会危及患者的生命安全,但却能明显影响患者的日常生活,时有因不良反应而减量或停药甚至更换治疗方案的情况发生。

确诊为手足综合征后,在医生指导下调整药物治疗的剂量,严重时应及时停止给药。同时,告知患者多饮水,每天至少饮水 2.5L,以加快机体对药物的排泄,降低其对肾脏的毒性。应明确告知患者手足综合征是一种能够治愈的不良反应,且愈后不影响手足美观。可给予 150~300mg/d 的维生素 B_6 口服治疗。

症状分级标准

Ⅰ度,日常生活正常,手足色素沉着,麻木、瘙痒,同时出现肿胀、无痛性红斑;Ⅱ度,日常生活受到显著影响,皮肤肿胀,手足出现疼痛性红斑;Ⅲ度,日常生活不能自理,足部皮肤出现脱屑、水泡、溃疡伴疼痛。

根据症状进行分级。①Ⅰ度手足综合征患者,保持受损皮肤局部湿润。方法如下:温水浸泡10分钟后将凡士林或绵羊油软膏涂于湿润患处,以使水分能充分吸附在受损皮肤表面,进而保护其免受其他刺激,保持皮肤的湿润度;防寒防冻,穿宽松软暖的鞋袜、手套,以降低手足与外界的摩擦,避免过度挤压;受损皮肤应减少与碱性清洗产品等接触。研究已经证实,二甲基亚砜和维生素 B_6 在手足综合征的治疗中有很好的效果,且具有很高的安全性。②Ⅱ度手足综合征患者,协助患者做好日常的生活护理。睡觉时用枕头垫高四肢,以增加肢体的静脉回流;患者不能使用粗硬的衣物,以防止患处因摩擦而进一步损伤;保持受损局部的温度和湿度,在患处涂抹凡士林软膏、尿素维 E 乳膏等;最后依据医嘱减少卡培他滨至初始剂量的 15%,辅以口服维生素 B_6。③Ⅲ度手足综合征患者,对足部脱屑处温水浸泡 10 分钟后用尿素维 E 乳膏涂擦后用柔软纱布保护皮肤或每日涂抹凡士林 3 次;避免搔抓局部皮肤及撕去脱屑,避免涂刺激性药物及酒精、碘酒;局部皮肤出现水疱禁贴胶布,保持局部清洁,必要时局部消毒后用无菌注射器抽出液体;对水泡已破裂的患者,采用庆大霉素冲洗局部 2 次/天,冲洗干净后喷氧 20 分钟以促进破溃处愈合,并应服用抗生素预防感染至创面痊愈。同时,需告知患者应保护好手足皮肤避免增加损伤的概率,叮嘱患者如要外出应穿着长衣长裤,减少日光直接照射。按医嘱暂停卡培他滨及替吉奥治疗,并辅予维生素 B_6 或维生素 E 治疗。

121 哪些措施可以减轻放化疗导致的消化道反应?

(1)环境与饮食。病房内空气流通性差,温度和湿度过高或过低,异味、噪音及空间拥挤杂乱等不良因素均可刺激患者,诱发或加重恶心呕吐。食物气味过重、油腻、食物过热以及过冷都可引起恶心、呕吐;甜食也往往是引起呕吐的因素。

因此,营造愉悦的环境,在病房内选择播放柔和、旋律慢、频率低和患者喜欢的轻音乐,鼓励患者阅读、看电视或从事感兴趣的活动等,可以转移患者的注意力,有助于稳定情绪,减轻恶心呕吐症状。

放化疗期间,宜合理搭配饮食,适当清淡,少食多餐,每日 5~6 次,在一天中最不易恶心的时间多进食(多在清晨)。进食前和进食后尽量少饮水。餐后勿立即躺下,以免食物反流,引起恶心。忌酒,勿食甜、腻、辣和油炸食品。少食含色氨酸丰富的食物,例如香蕉、核桃和茄子。

(2)营养支持。加强饮食护理,积极向患者宣传进食和增加营养的重要性。根据患者的喜好,与患者和家属共同制订饮食计划,给予清淡易于消化的高营养、高维生素的流质或半流质饮食,以减少食物在胃内滞留的时间。食物要温热适中,偏酸的水果可缓解恶心。调整饮食方式,少食多餐,在治疗前后1~2 小时避免进食。避免接触正在烹调或进食的人员,以减少刺激。呕吐频繁时,在 4~8 小时内禁饮食,必要时可延长至 24 小时,再缓慢进

温馨提示

要积极做好患者家属和周围人群的健康教育,形成良好的社会支持系统,多安慰和鼓励患者。

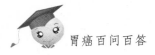

流质饮食。避免大量饮水,可选用肉汤、菜汤和果汁等,以保证体内营养的需要,维持电解质平衡。

(3)其他治疗。极大的心理压力和焦虑、恐惧、紧张的情绪均可通过大脑及脑干激发呕吐,且肿瘤患者易产生悲观失望情绪,对治疗失去信心,所以做好心理疏导和心理护理十分重要。治疗过程中必须了解病情,熟悉治疗方案,掌握患者心理状态,给予合理指导,稳定患者情绪。

122 需要多次化疗,选择什么样的输液方式好?

对于需较长时间进行化疗的患者,建议留置经外周静脉置入中心静脉导管(PICC),保护血管,减少反复静脉穿刺,避免静脉炎发生及药物外渗引起的皮下组织坏死。

化疗的药物均属于强刺激性药物,长期输注较易刺激局部血管引起静脉炎,一旦外渗,易引起局部组织坏死,因此,应尽量选择较为粗直的前臂血管,最好置入中心静脉导管或PICC,选择中心静脉进行化疗药物的输注,中心静脉导管留置天数较多,患者出院时需要拔除;而正常情况下,PICC可留置一年之久,带有PICC的患者,化疗间歇期,应每周到PICC门诊等地进行导管的维护工作,包括敷料的更换、导管的冲封、肢体的测量、并发症的评估等,以保证导管的正常使用。带管期间一旦发现问题,如贴膜卷边、潮湿,导管脱出、断裂,肢体肿胀、不适等应及时就诊处理。

123 发现严重骨髓抑制,血小板减少怎么办?

血小板减少达到Ⅳ度骨髓抑制,临床基础措施与药物治疗同等重要

- 制动!减少活动,防止受伤,绝对卧床。
- 避免增加腹压的动作,保持大便通畅和镇咳。
- 减少黏膜损伤发生,进软食,禁止掏耳挖鼻,以口腔护理代替刷牙。
- 前鼻腔,可压迫止血;后鼻腔,则请耳鼻喉科会诊填塞。
- 注意观察颅内出血,患者神志、感觉和运动的变化及呼吸节律的改变。

124 如何减轻化疗期间的不良反应?

(1)恶心。不要吃过饱,在胃内容物少的情况下可减轻恶心的发生;饭后不要立即躺下;饮食宜清淡、清洁,避免生冷、不卫生食物。

(2)骨髓抑制。避免去人多的场所,减少交叉感染的机会,保持口腔清洁,血小板减少的患者常有出血的倾向,避免进食粗糙、坚硬的食物,多食利于升血的食物。

(3)口腔黏膜炎。化疗期间多饮水,每日饮水量至少 2500mL,食用高蛋白、高维生素及含碳水化合物的食物,避免刺激性食物,如酸、咸、辣及粗糙食物,不用过多的调味品,禁烟酒。

(4)便秘。进行饮食调节,选择富含纤维素的饮食,如芹菜、韭菜、粗粮等。

(5)腹泻。食用高蛋白、高热量的低残渣食物,避免刺激性及易致泻的食物,遵医嘱进行止泻治疗。

(6)肛周皮肤的保护。排便后用温水及软性皂液清洗肛门,用软纸吸干,涂抹软膏或用高锰酸钾坐浴。

125 如何安排患者化疗期间的日常生活?

(1)化疗前每天保证足够的睡眠时间,成人不少于 8 小时/天。

(2)饮食注意菜肴色、香、味的调配,保证足够蛋白质的摄入,多吃富含维生素、易消化的饮食,多吃水果和蔬菜,少吃油煎食物。

(3)化疗期间输注化疗药物前,请先排尿。

(4)少量多餐,进清淡、少油、富有营养、易消化的高蛋白、高热量、高维生素及含碳水化合物丰富的饮食,如牛奶、蛋、虾、鱼、肉类、豆制品等。多吃新鲜水果、蔬菜。禁忌食用油腻、辛辣、腌制、熏制以及难消化饮食。避免过饱。

(5)化疗期间饮水 2000~2500mL,减轻药物的毒性反应。

(6)化疗期间若出现皮肤损害,应加强对皮肤的保护,禁用刺激性的洗涤用品;若出现皮炎或色素沉着时,不要搔抓或乱涂药膏;若出现脱发,应加强对头皮的保护,防止暴晒。

(7)化疗后多饮水,促进药物的排泄,减轻药物对肾脏的损害。

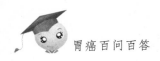

(8)多吃升血饮食,黑色和红色的食物多有补血的功效,如大枣、花生、猪蹄、紫菜头、枸杞、阿胶、猪肝、黑豆、黑木耳、乌鸡、黑芝麻、红糖、胡萝卜等。

(9)预防感染,生活要有规律,劳逸结合,保证充足的睡眠。

> **温馨提示**
>
> 适当进行锻炼,以增加机体的抗病能力。定期检查血象,预防血象下降引起的感染和出血的发生。

126 化疗患者应如何进行营养支持?

(1)化疗前营养准备。

● 化疗前 1~2 周开始,能进食、消化功能正常的,增加营养,增强体质;进行积极的营养支持,为下阶段的治疗做好准备。

● 制订饮食计划及采购单,提前准备一些可能需要的食物,如水果、面包、饼干、酸奶、坚果等小零食。

● 进食不足、消化功能差,或已有营养不良者,可以请营养师会诊,通过饮食调整,多吃一些营养丰富的食物或口服补充肠内营养制剂;或根据病情给予口服或管饲全营养型肠内营养剂(特殊医学用途配方食品)支持来改善营养状况。

● 经肠营养不足或不能者,给予含有氨基酸、脂肪乳、葡萄糖、维生素、电解质、微量元素等的肠外营养支持(静脉输液)1 周左右。

(2)化疗期间。化疗用药当天,将早餐提前、晚餐推后,拉开反应时间,可避免或减轻发生恶心、呕吐等消化道反应。另外,早餐进食清淡的食物,量取平时的一半,3~4 小时后进行静脉化疗,可有效减轻化疗所致的呕吐症状。

化疗期间一般都有恶心、呕吐的反应,宜进食清淡一些的饮食,可多食一些半流质食物,避免油腻肥厚的食物;还要根据患者的食欲和化疗反应调整饮食的内容、数量、餐次和时间,食欲好、反应轻可以多进食。

● 保证平衡膳食,注意摄入富含蛋白质(瘦肉、牛奶、鸡蛋)及维生素(菠菜、芦笋、西红柿、萝卜、猕猴桃、橙子)的食物;每天保证 8~10 杯水,2000~3000mL。

● 少食多餐好于只进三餐,喝水与进餐分开,少量多次,进食速度不要太快,温度适中不烫不凉。

◉ 选择清淡易消化，同时营养密度高的食物，如粥类(如薏米粥、姜汁粥、陈皮粥、绿豆粥、肉末粥、鱼片粥等)、软米饭、面条、饺子、鸡蛋羹，以及米粉、豆浆、稀肠内营养剂、蔬菜水果及清淡的汤类、果蔬汁饮料等水分充足的食物。

◉ 如果进食困难，可切碎，搅拌，制软。避免油炸、辛辣刺激、粗硬不好消化的食物，如油条、干辣椒、蒜苗、硬米饭等，以及油腻肥厚的食物如鱼、肉、鸡、鸭等。

◉ 如发生疼痛、恶心等症状，可使用一些对症药物；食欲缺乏、消化不良，可补充 B 族维生素及消化酶、益生菌制剂，并选用开胃助消化的食物(山楂、白萝卜、山药、刀豆、酸奶)；如果副作用太大，勿强迫进食，但要注意补水。

◉ 适当运动有利于改善睡眠，提高免疫力；疲劳或缺少能量都会导致乏力，豆类有助于恢复体力。

◉ 避免空腹治疗，患者可在治疗前 1 小时左右，适当吃一些清淡食物，以提高对治疗的耐受性。

化疗期间，如化疗反应比较重，饮食应以补水为主。可食用半流质、流质、特殊医学用途配方食品(肠内营养剂)等清淡、易消化的食物。每日的液体量比原来增加 50% 以上，达 2000~3000mL，以促进化疗药物在体内代谢和排泄，减轻毒性。

> **温馨提示**
>
> 补水的措施包括多喝水、汤、粥、淡茶、菜汁、果汁等。

(3)化疗后(化疗间隙)。化疗间隙，化疗反应渐渐减轻，应加强营养，逐渐给予"三高"，即高热量(增加 20%)、高蛋白(增加 50%)、高维生素(增加 50%)的饮食，维持体重在正常水平，有利于机体遭受化疗损伤后的修复。注意进食要循序渐进，由清淡少量开始，由半流质如粥类、面条、蒸蛋等逐渐过渡到普食；增加餐次，进食量逐渐增加，与食欲、消化功能协调。

◉ 大量补充蛋白质、热量和多种维生素，保证食物多样化、合理搭配、荤素搭配、酸碱平衡、色香味兼顾、不偏食。

◉ 少食多餐，注意水分的补充，适量为宜，不能太饱。

◉ 多吃含维生素 C 和维生素 A 丰富的食物，包括新鲜蔬菜水果、谷类食物、杂粮等。每天至少吃 5~7 种新鲜蔬菜和水果，包括深绿、深黄和深紫的蔬菜。

◉ 多吃粗杂粮和低脂少糖食品。

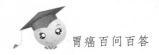

● 食物加工方法以炖、煮、蒸等为主,必要时做成浆质饮食,少用油炸和烧烤的食物。提倡鱼汤、排骨汤、鸡汤,需以纱布过滤后无渣无油。

● 有味觉、嗅觉改变者,除在烹调方法和调味品的使用上多下工夫外,应避免接触不喜欢的气味和食物。可以尝试少量食用酸豆角、泡菜、腐乳、少辣鲜剁椒等开胃食物。

● 适量补充益生菌,或可改善肠道环境,利于肠道修复和功能恢复。

● 食物摄入不足时,要特别注意给予高营养密度、易消化的食物,两餐之间补充易消化的肠内营养剂;必要时,需要给予肠外营养支持。

> **可以选用健脾和胃、助消化的药物**
>
> 多酶片、胰酶片、湘曲、保和丸、干酵母等;配合药膳,如淮山药、薏米、黄芪、党参,山楂麦芽饮(山楂 10g、炒麦芽 10g、甘草数片,泡开水服)等。

127 高热量、高蛋白和高维生素食品有哪些?

(1)肉、鱼、蛋、奶、大豆及制品、坚果类。这类食物含有丰富的优质蛋白质、维生素和矿物质,也可增加热量。例如每日增加 100g 草鱼、一杯奶、一个蛋就可增加约 30g 蛋白质、300kCal 热量。

这类食物有畜类如猪、牛、羊、兔的瘦肉及内脏(肝、肚、肠、心等);禽类如鸡、鸭、鸽子、鹌鹑等及内脏;水中游的即水产类有各种鱼类(淡水、海水)、虾、贝、乌龟、水鱼、河鲜、海鲜等;蛋类有鸡蛋、鸭蛋、鹌鹑蛋及制品;奶类有纯牛奶、酸奶、奶粉等;豆类及制品包括黄豆、黑大豆、青大豆,干的、新鲜的如毛豆,大豆制品有豆腐、豆浆、香干、素捆鸡、百叶、豆笋等,大豆制品比大豆易被机体消化吸收(注意:日本豆腐不是豆制品,而是蛋制品)。

尽量选用新鲜的原料,正常人该大类食物每日推荐量为:肉、鱼、蛋 100~200g(2~4 两),奶 300g,大豆 40g 或其制品。

(2)谷类(米、面、杂粮)、薯类、杂豆等粮食。这类食物含有丰富的碳水化合物,可提供热量及 B 族维生素,是我国膳食中的主要热量来源。

谷类有大米、面粉制品、玉米、黑米、薏米、燕麦等;薯类如红薯、芋头、淮山药、藕等;杂豆如绿豆、赤小豆、芸豆等,建议每天食用100g以上。如每日增加100g(2两)此类粮食,便能增加360kCal热量(肥胖者不增加)。

(3)新鲜的蔬菜和水果。可提供维生素、矿物质、膳食纤维及植物化学物质,对机体有保护作用。根据统计学结果,多食新鲜的蔬菜、水果有预防癌症的作用。

这类食物的品种很多。参照中国营养学会制定的《中国居民膳食指南》,建议每日提供蔬菜500~750g,每日5个品种,水果250~500g,蔬菜与水果不能互换,不能只吃水果不吃蔬菜。一般来说,红、绿、黄等颜色较深的蔬菜和水果含营养素比较丰富,且含有较多的可以抑制肿瘤的植物化学物,所以应多选深色蔬菜和水果。菌藻类如各种蘑菇、云耳、银耳、海带、紫菜等,这类食物含有一些多糖类化学物,如香菇多糖、银耳多糖等,证明有抗癌作用,应该经常(每日)食用,且新鲜的比干的好。

上述三类食物摄入,可以帮助你实现"三高"——高蛋白、高热量、高维生素。但要注意高蛋白、高热量的食物不宜长期进食太多,以免造成肥胖,消化不良,加重肝、肾负担。

128 对于有较严重化疗反应的患者应如何进行饮食安排?

患者的恶心、呕吐程度不一,能够进餐的情况也就不同。

根据WHO分级标准,恶心、呕吐分级标准大致如下

- 0级:无恶心、呕吐。
- Ⅰ级:只有恶心,能够吃适合的食物。
- Ⅱ级:一过性呕吐伴恶心,进食明显减少,但能够吃东西。
- Ⅲ级:呕吐需要治疗。
- Ⅳ级:顽固性呕吐,难以控制。

根据上述情况,患者的进食情况可以分为几类:

(1)对于没有胃肠道反应或反应不重的患者,饮食以加强营养为主,但食物也应易消化,避免油腻,不能吃辛辣刺激性食物。少吃以油炸、烧烤、油煎等烹饪方式烹制的食品。保持饮食多样性,营养均衡,热量充足。

(2)对于食欲受到影响,但无明显恶心、呕吐的患者,应以刺激患者食欲,

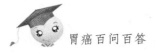

选择患者喜爱的食物为主。患者可多喝粥、喝汤，流食中可加入营养较为丰富的食物，比如将海参、肉、鲍鱼绞碎加入粥中，并加入盐等电解质。少食多餐。清晨往往是患者恶心、呕吐反应最轻的时候，因此在清晨应该为患者准备较为丰富的食物。

(3)严重呕吐的患者可以考虑禁食水 4~8 小时，必要时可延长至 24 小时，禁食结束后由流食逐步过渡到普通饮食。

(4)贫血患者可以使用含铁丰富的食物，比如猪肝、木耳、菠菜、山药、红枣、桂圆、藕粉等。

(5)电解质紊乱的患者可以多食芒果、苹果、柑橘、土豆等。

(6)接受胃肠道手术的患者胃肠道反应往往比较严重，同时因吸收功能障碍，患者营养状况受到影响，应格外重视食物的营养。藕粉含有维生素 B_{12} 和铁等造血必需的原料，并易于消化，也是胃肠道手术患者的理想食物之一。接受胃肠道手术的患者应少食多餐。

129 适合化疗患者的食物有哪些?

化疗患者的饮食不能单纯依赖于某一种食物，单一的食物不仅会导致患者营养缺乏，还可能影响患者食欲。而化疗可能使患者厌食，因此，化疗期间最重要的是要增加患者的食欲。适合化疗患者进食的食物主要包括:

(1)水果。

● 苹果。是营养成分最为全面的水果之一，富含碳水化合物、维生素和微量元素(富含钾、铁)，富含膳食纤维、苹果酸、酒石酸、胡萝卜素。苹果也可以安神。如患者进食少，可以榨汁饮用。

● 芒果。热量高，营养成分全面，含有糖、蛋白质、粗纤维、维生素、脂肪等。芒果质地柔软，是化疗患者较为理想的食物。能够通便，具有一定的止吐功能。对芒果过敏者禁食。

● 桃子。含有蛋白质、脂肪、碳水化合物、粗纤维、矿物质(钾、铁)、维生素 B_1、苹果酸、柠檬酸、葡萄糖、果糖、蔗糖等。

● 柑橘类。富含维生素 C、胡萝卜素、钾、钙、铁，具有抗氧化功能，四季可食，可以榨汁饮用。

（2）蔬菜。

● 土豆。土豆中所含的营养成分较为全面，包括：淀粉、蛋白质、脂肪、维生素、矿物质。土豆中含有 18 种氨基酸，其中包括人体不能合成的必需氨基酸。土豆中含钾量几乎是所有蔬菜中最高的。烹饪方式多样，可以作为主食或菜品。

● 番茄。富含多种维生素和矿物质，还含有蛋白质、糖类、纤维素。不宜生吃。不宜高温长时间烹制，不宜与黄瓜同食。简单而有营养的烹制方式有番茄炒鸡蛋，番茄鸡蛋汤。

● 西兰花。营养全面，富含蛋白质、糖、脂肪、维生素、胡萝卜素和矿物质，本身具有抗癌作用，凉拌和清炒是适合化疗患者的烹制方式。

● 胡萝卜。富含胡萝卜素，并含有蛋白质、脂肪、多种维生素及矿物质等，具有抗衰老、抗癌的作用，能够提高机体免疫力。建议切碎、用油炒熟后吃，有利于营养的全面吸收。

● 花菜。富含多种维生素和粗纤维，但热量较低，也可作为化疗患者的食物之一。

（3）富含蛋白质的食品。

● 海胆。富含 17 种氨基酸，等质量的海胆黄的蛋白质含量是鸡肉、鱼类等的两倍，此外，海胆黄含有不饱和脂肪酸、磷脂、糖、钙、磷、维生素 A、维生素 D 等，其中，钙、磷含量高于牛奶。推荐的做法为海胆蛋花汤，加工简单，清香味美不油腻，比较适合化疗患者。

● 海参。蛋白质含量极高，含有 18 种氨基酸、牛磺酸、硫酸软骨素，多种矿物质及维生素等。但因养殖方式等问题，食用安全目前具有争议。建议化疗患者短期食用。

● 鲍鱼。营养价值极为丰富，含有 20 种氨基酸，此外，含有脂肪、维生素、微量元素等。化疗患者可以选择鲍鱼粉碎后煮粥。

● 其他富含蛋白质的食物。有鱼、虾、肉、蛋、奶、豆类，可以根据患者喜欢的口味加工。肉类加工时可加压，使肉松软易消化。蒸蛋糕可以作为化疗患者的食品选择。磷虾富含蛋白质、ω-3、DHA、胆碱，也是较好的选择。此外，豆腐富含蛋白质，是化疗患者不错的选择。

（4）其他。

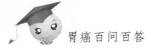

◎花生。含有蛋白质、脂肪、糖类、多种维生素以及多种矿物质,并含有8种人体所需的氨基酸及不饱和脂肪酸、卵磷脂、胆碱、胡萝卜素和粗纤维等。具有防癌的功效。化疗患者可以选择盐水煮花生。

◎香菇。富含维生素B族、铁 、钾、维生素D等,建议晾晒后切丁煮汤,可以加入胡萝卜丁、豆腐丁、葱花煮汤。

◎竹笋。含有丰富的蛋白质、氨基酸、维生素、脂肪、糖类、矿物质、胡萝卜素等。也是化疗患者较好的食物选择之一。

◎南瓜。含有多糖、胡萝卜素、矿物质、氨基酸、淀粉、维生素,具有防癌、通便的作用,可以煲汤熬粥,也是较好的食物之一。

也有一些不适合化疗患者的食物,主要是含5-羟色胺的食物,常见食物有香蕉、核桃和茄子。也应少食含有色氨酸的食物,常见食物有小米、腐竹、豆腐皮、虾米、紫菜、黑芝麻等,但并非禁忌,如患者有意愿吃这些食物,可以少量给予。

130 如何帮助化疗患者克服心理障碍?

(1)抑郁。患者一旦被确诊为癌症,主观上认为是患了不治之症,容易产生悲观、绝望情绪,少数患者甚至完全失去了信心,而潜意识中又存在着一种求生的欲望。90%的患者是带着这种复杂的心理状态接受化疗的。由于药物的毒副作用,使患者产生恶心呕吐、躯体虚弱和脱发反应。由此引发的不良情绪、不适应行为又加重了上述躯体反应。

温馨提示

这种心身交互的影响,可使患者陷入一种难以自拔的恶性循环中,导致患者情绪低落,往往有不同程度的抑郁。

◎改变患者的不良认知。使患者懂得,随着医学的飞速发展,癌症已不是不治之症,重新确定生活目标,更好地配合治疗。

◎增强患者治疗疾病的信心。根据患者不同文化程度、年龄、性别,做好化疗前的解释工作;通过有关书籍学习相关知识,介绍接受化疗的患者相识,增强患者坚持化疗的信心。

◎通过健康宣教,使患者明白化疗药物的毒副作用是不可避免的,但通过心理调整,辅助药物使用,是可以减轻的。避免涉及反应特别严重的个别病例,

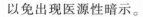

以免出现医源性暗示。

● 倾听患者叙述,让患者通过疏泄感情,消除压抑的情绪,并理解患者的感受,然后给予同情、关怀。有针对性地解释、安慰、说服劝导、稳定情绪,重新恢复其心理、生理的平衡。

(2)失眠。睡眠是维持生命活动所必需的生理现象,充足的睡眠可使人消除疲劳恢复体力,更重要的是人在沉睡期体内分泌大量激素,修复受损组织,所以,保证胃癌化疗患者充足睡眠对促进早日康复有着重要的意义。失眠是指睡眠的开始和维持障碍,是临床常见的一种病症,它使人生理节律紊乱,活动能力下降,还会引起情绪上的波动,影响机体修复。

● 负性情绪与失眠。肿瘤患者常有恐惧、焦虑、抑郁、忍耐、克制、压抑等,造成中枢神经过度紧张导致失眠。要根据患者的不同人格特征、文化背景、不同需求掌握患者的心理状况,强化心理疏导。采用不同的健康教育方式,给予心理支持,让患者说出自己的顾虑,关心体贴患者,增进沟通。

● 化疗副作用与失眠。疲劳、厌食、恶心、呕吐所致失眠占相当大的比例。化疗对患者生活质量包括睡眠质量等会产生不同程度的影响, 如疲劳本属于自我认知,患者感到很累、乏力、焦虑或有一种耗竭的感觉, 缺乏能量以保持自身力量和集中注意力,每天恍惚,引起睡眠质量差。应注意帮助患者制订作息计划,保证患者有充足的睡眠和休息, 以及适当的活动和锻炼,鼓励多饮水,以促进代谢废物的排泄,改进患者的营养状况,增进能量的来源,减轻疲乏,提高睡眠质量。

> **温馨提示**
>
> 采用疏导、解释、支持、安慰、帮助、动员家庭及单位的帮助支持等措施,消除其负性情绪,促使患者保持心理平衡,同时讲解接受化疗时睡眠的重要性。

● 疼痛与失眠。晚期癌痛患者的失眠与疼痛程度呈明显的正相关。说明疼痛越严重,其失眠症状往往也越严重。可以采用一些心理行为干预,如放松疗法,分散注意力;适时遵医嘱药物止痛等,使患者的疼痛减轻或缓解,休息、睡眠得以改善。

● 医疗氛围与失眠。环境对人的心理影响很大。了解患者的睡眠环境,尽

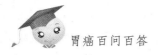

可能满足患者睡眠要求。保持室内安静,室内光线、温度、湿度适宜;将医源性噪音降低到最低限度,避免病友相互影响;白天合理安排治疗及护理,夜间减少患者被动觉醒次数。

建立良好的睡眠习惯,适时应用镇静催眠药。帮助患者养成良好的睡眠习惯,每天按时入睡,按时觉醒。饮食清淡,尽量不喝咖啡、浓茶等刺激性饮料;指导患者进行松弛训练,睡前喝热牛奶,温水泡脚;必要时按摩百合、劳宫、涌泉等穴位以促进睡眠,缩短入睡时间。

(3)焦虑。经历化疗毒副作用的肿瘤患者机体和心理都发生某些变化,焦虑心态也是这些变化的表现形式之一。焦虑是个体对一些模糊的非特异性威胁作出反应,导致体内自主神经系统发生特定应激状态,并对疾病疗效、预后、结局和转归发生重大影响。胃癌化疗患者存在着明确的焦虑心态,其水平高低与生活质量评分密切相关。因此,要重视这些患者围化疗期的各类心理情绪问题,并制订有针对性的干预计划。

● 消除绝望心理。发现患者不同程度的恐惧绝望心理,通过有关癌症治愈的实例介绍,说明心理状态与抗癌的关系,使患者认识绝望心理的危害性。采取劝导、启发、鼓励等方式消除其绝望心理,增强战胜疾病的信心。

● 消除孤独心理。肿瘤患者都有不同程度的孤独感,表现为多愁善感、忧伤等。开展一些健康有益的文娱活动,减少他们精神上的忧愁和苦闷;家庭的支持对于患者具有很大的作用,通过家属良好的心理支持作用,使患者得到安慰和支持,摆脱顾虑,增强战胜疾病的自信心,消除患者的孤独感。

● 消除化疗的紧张情绪。不良情绪可影响药物的作用和吸收。由于化疗产生的毒副作用,有些患者在化疗前就产生恐惧心理。应说明化疗的重要性及可能出现的不良反应,给患者一个心理准备,树立起勇气和信心,保持轻松的心情,在最佳的心理状态下接受化疗。

● 多数患者认为癌症治疗终究是人财两空,在治疗和费用上产生矛盾,既想治病延长生命,又怕花了钱也无济于事。主动介绍肿瘤的一般知识,使患者在心理上建立癌症并非绝症的概念。对于担心经济问题的患者,则首先给予安慰,使其明白身体健康的重要性,从而放下包袱,愉快地接受治疗。

131 如何帮助化疗患者制订合理的饮食规划?

(1)指导患者设定饮食自我管理的目标,它能帮助患者更好地进行自我控制,指导他们不要为了控制症状而过度限制饮食。合理的饮食调节目标既可以减轻患者化疗的副作用,又可以保证患者生活质量的满意度。

(2)教会患者饮食评估方法。首先协助患者了解、分析化疗影响食欲的因素,然后在化疗前、中、后期针对各因素来调节饮食。饮食评估是饮食调节的前提,因此,应首先教会患者饮食评估的方法,如饮食日记法、剔除饮食法、实验室检查法等,患者通过评估能确定某些症状与哪些食物存在关系,哪些食物应该多吃,哪些要少吃等。评估内容包括日常进食量、进食频率和食物种类等。

(3)指导患者学会制订饮食计划和食谱。根据饮食评估结果,帮助患者将食物分三类,即忌食、多食和少食,然后再指导患者针对化疗的不同阶段、不同的化疗毒副反应症状制订不同的饮食食谱。最后教会患者进行化疗毒副作用的饮食防治,如对于恶心、呕吐的患者,应采用少量多餐法,并尽量避免进食含5-HT丰富的食物;出现腹泻症状时进食清淡食物并注意补充电解质,避免使用牛奶等奶制品;出现神经毒性时或使用某些止吐药引起便秘,可食用富含维生素的新鲜蔬菜水果及含有粗纤维的糙米、豆类等。

(4)帮助患者养成科学的饮食习惯。根据评估的结果,指导患者利用剔除法、间隔进食法、少量多次进食法等控制化疗毒副症状的发生,同时注重营养的合理搭配和食物种类的多样性,保证营养的全面供给,增强机体免疫力,以提高治疗的有效反应。

(5)建立良好的医患关系。医护人员与患者有较固定的医疗服务关系,建立良好的医患关系是进行饮食干预的前提,使干预有较强的可操作性和持续性,有助于患者和医护人员间的沟通和交流,这样可更好地提高患者的自我管理水平。

(6)定时评估自我管理教育效果。评估患者有无掌握或完成每项任务,若没有掌握或完成,要分析问题所在,让其反复练习,直到熟练掌握,更好地提高患者的自我管理水平。

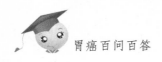

132 什么是放疗？

放疗为放射治疗的简称，是治疗肿瘤主要手段之一，它利用放射线杀死癌细胞使肿瘤缩小或消失来治疗肿瘤。放射线破坏照射区（靶区）的细胞，使这些细胞停止分裂直至死亡。

放疗是一种局部的而非全身性的治疗方式，是利用放射线如放射性同位素产生的 α、β、γ 射线和各类 X 射线治疗机或加速器产生的 X 射线、电子线、中子束、质子束及其他粒子束等治疗恶性肿瘤的一种方法。其治疗范围主要集中在肿瘤附近的组织，高强度的 X 射线等透过癌细胞，破坏其 DNA 结构，使癌细胞失去分裂繁殖的能力，从而达到治疗的目的。具体实现形式包括常规放疗、三维适形放疗、调强放疗、图像引导放疗等。目前，规模较大的肿瘤治疗中心一般使用三维适形放疗或调强放疗等先进技术，由于此种放射治疗方式对病灶的靶向针对性更强，能够有效降低非靶器官的放射剂量，从而更好地保护周围正常组织如肝、脊髓、肾脏和肠道，降低正常组织毒副作用，提高患者对于放疗的耐受性。

> **温馨提示**
>
> 放疗的目的是尽最大的努力杀死肿瘤细胞，同时保护正常组织。

133 什么是胃癌的放射治疗？

胃癌的放射疗法始于 1896 年，最初用 X 线进行治疗，但是由于周围脏器较多，大剂量射线将使这些脏器受损，而小剂量则肿瘤不敏感，故疗效欠佳。最新的研究分析显示，如果与化学疗法相联合，无论是术前的辅助放射治疗还是术后的辅助放射治疗都能令患者受益。我国推荐采用 CT 模拟定位确定原发肿瘤的高危复发区域和淋巴结区等放射治疗靶区。

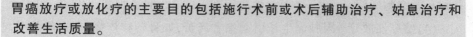

胃癌放疗或放化疗的主要目的包括施行术前或术后辅助治疗、姑息治疗和改善生活质量。

- 术后放化疗的适应证主要针对 T3-4 或 N+(淋巴结阳性)的胃癌,术前放化疗的适应证主要针对不可手术切除的局部晚期或进展期胃癌,姑息性放疗的适应证为肿瘤局部区域复发和/或远处转移。
- 胃癌根治术后(R0),病理分期为 T3-4 或淋巴结阳性(T3-4N+M0)者,如未行标准 D2 手术,且未行术前放化疗者,建议术后同步放化疗。
- 局部晚期不可手术切除的胃癌(T4N×M0),可以考虑术前同步放化疗,治疗后重新评估,争取行根治性手术。
- 胃癌的非根治性切除,有肿瘤残存患者(R1 或 R2 切除),建议行术后同步放化疗。
- 局部区域复发的胃癌,建议放疗或放化疗。
- 病变范围相对局限、骨转移引起的疼痛和脑转移等转移性胃癌,考虑肿瘤转移灶或原发病灶的姑息减症放疗。

134 放疗需要多长时间?

根据肿瘤性质和治疗目的,放疗分为根治性放疗、术前放疗、术后放疗、姑息性放疗。不同的放疗目的完成放疗所需时间各异。

(1)根治性放疗。单独用放疗手段控制甚至治愈肿瘤。如肿瘤生长的部位无法手术,或患者不愿手术以及无法耐受手术治疗,可以单独给予根治性放疗。根治性放疗时放疗剂量一定要用够量,否则会留下复发的隐患。一般需要6~7 周时间完成。

(2)术前放疗。因肿瘤较大或与周围脏器粘连无法手术,术前先放疗一部分剂量,缩小肿瘤以利于手术。一般需要 3~4 周时间完成,放疗后休息 3~6 周再手术。放疗后休息是为了正常组织修复放疗反应,同时使肿瘤进一步退缩以利于手术切除。在放疗和休息期间癌细胞在逐渐死亡,不要担忧因手术推迟癌细胞是否会生长。

(3)术后放疗。因肿瘤生长在特殊部位,或与周围脏器粘连无法完全切除,这些残留肿瘤术后会复发和转移,所以术后应该放疗消灭残存癌细胞。放疗时间根据残存肿瘤多少而定。如果残存肿瘤较多,肉眼就能看到有肿瘤残留,几乎需要与根治性放疗同样的时间和剂量。如果残存肿瘤较少,只有在显微镜下

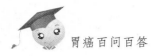

看到有癌细胞残留,一般需要根治性放疗剂量的2/3剂量即可,即4~5周时间。

(4)姑息性放疗。因肿瘤生长引起患者痛苦,如骨转移疼痛、压迫静脉引起血液回流障碍、脑内转移引起疼痛等,给予放疗一定剂量缓解症状减轻痛苦。放疗计量根据肿瘤部位和目的而异,从放疗数次到一个月时间不等。

135 放疗的副作用很严重吗?

放疗利用放射线杀灭肿瘤,这种高能的放射线肉眼看不到。射线在杀灭肿瘤细胞的同时,对照射范围内的正常细胞也有损伤。正常组织的这种放射损伤在放疗结束后会逐渐修复。在放疗刚开始时患者不会出现放疗所致的痛苦,但随着放疗的继续进行,癌细胞坏死程度在逐渐加大,正常组织细胞损伤程度也会增加,这时会出现相应正常组织损伤的表现,这种现象叫放疗的急性反应,如放疗性食管炎,患者会感到吞咽时食管疼痛等。

> **温馨提示**
>
> 医生会处理放疗的副作用,不能因为暂时的放疗反应放弃肿瘤治疗的机会。

136 胃癌患者放疗有哪些不良反应?

放疗可引起全身反应,表现为一系列的功能紊乱,如精神不振、味觉减退、食欲下降、无力疲乏、嗜睡等,轻微者可不做处理,重者应及时治疗。在胃癌进行放射治疗时,上腹部正常胃组织、小肠、结肠、脾脏、胰腺、肝、肾等器官均可能受到射线的直接辐射,可能会产生的副作用包括放射性胃肠炎,继而出现恶心、呕吐、腹胀、腹泻、腹痛等;一般疗程结束后,随着身体状态的恢复,副作用会逐渐消失。胃癌放射治疗其他的副作用包括对脊髓和心脏的损伤,临床也可观察到骨髓抑制、心肌炎甚至更加严重的心脏损伤的发生。但随着放疗技术的提高,这些损伤能够得到一定程度的避免。

137 放疗过程中的注意事项有哪些?

(1)应保持照射区皮肤清洁,避免日晒、摩擦或机械性创伤,不滥用酸性、碱性、碘酒、油膏等药品,发现受照皮肤溃破时应找医生处理。

照射野标记线,必须清晰可见;每日可用水清洗皮肤,但严禁用香皂类清

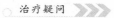

洗,以防止标记线洗掉,稍有模糊时要找医生用专用墨水重画,千万不要自作主张,自己描或家属画,以免造成治疗部位失误或不准确。

(2)一般患者均能顺利完成整个放射治疗过程,一些体质很差的患者,即使已不能接受手术或者化疗,但亦可完成放疗。

放射治疗的过程中患者全身反应一般比较轻微,因照射部位及体积剂量不同,加之有体质差异,每个患者对治疗反应不尽相同,少数患者稍有乏力,食欲欠佳或恶心感;另有少数患者白细胞下降;后一类患者主要是化疗后骨髓抑制,或大面积放疗所致,一般使用促白细胞恢复的药物后,很快就会恢复;而单纯局部、小面积的放疗则无明显的白细胞下降。

(3)局部放射反应程度与受照射面积大小、剂量高低和组织器官有无其他病变有关。

一般脑瘤患者,头部照射后,照射部位毛发可能脱落,但治疗结束后,头发一般很快会生长出来;面颈部分照射后,可能有口干等情况;胸部照射一定剂量后,出现吞咽时疼痛,一般能耐受,可继续照射,照射结束后疼痛感很快消失;腹部照射可能发生腹泻,照射结束后,腹泻很快停止。

138 放疗期间如何进行营养补充?

放疗期间和放疗后,一般要给患者流食、半流食,根据患者的症状酌情调整数量和次数,不可勉强。饮食中宜增加一些滋阴生津的甘凉之品,如藕汁、梨汁、甘蔗汁、荸荠、枇杷、猕猴桃等。对于身体较差的患者可以给予静脉高营养,以补充体内的严重消耗。放射治疗会消耗一些体力及热能,因此在放射治疗中应注意营养的补充,保证足够的蛋白质及热能。多吃些富含硒的食物,如芦笋、蘑菇、紫薯、牡蛎等食物,硒元素可以活化患者免疫机能,修复患者体内受损细胞,有效地降解放化疗的副作用。

由于放射治疗的部位不同,饮食还应有所侧重

● 胸部放射治疗,建议多食用滋阴润肺、止咳化痰的食品,如冬瓜、西瓜、丝瓜、橘子、白梨、莲藕、慈姑、淮山药、苏子、红萝卜、黄鳝鱼、枇杷果、杏仁等。

● 腹部放射治疗多食用健脾和胃、养血补气的食品,如橘子、香橼、杨梅、山楂、鸡肫、鹅血、薏米粥、鲜姜等。

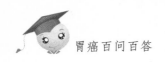

139 放疗有哪些常见副作用？如何处理？

(1)放疗引起恶心、呕吐。恶心、呕吐是肿瘤放疗时常见的副作用之一,大多数是因为放疗引起的胃肠功能紊乱造成的。患者应注意卧床休息,多饮水,以利代谢物的排泄。精心烹调食物,少食多餐,吃易消化的食物,不要吃过甜、辛辣、油腻和气味不正的食物,吃咸味的点心和食物。最简便的方法是用手按压或针刺内关穴和足三里穴,也会有所帮助。

(2)放疗引起的发热。放疗过程中发热的情况时有发生,原因有多方面。首先应明确原因,以便正确处理。发热后可视程度不同采取相应处理措施。低于38℃可不用退热药物,多饮温开水,注意休息,促其排汗、排尿,多能耐受并稳定至正常。如体温超过38℃,引起明显头痛或全身不适,应使用退热药物,也可用湿毛巾行头部冷敷,待进一步明确发热原因后再做相应处理。如体温持续升高达38.5℃以上,应暂停放疗,稳定病情,进行相关治疗,待体温恢复正常后再继续放疗。

(3)照射胸部的患者进食时出现下咽疼痛。胸部接受放疗的患者,患者会出现下咽痛或胸骨后不适的感觉,这是因为在放射野内食道接受了放疗,出现黏膜充血、水肿,这一般多为暂时现象,通过进食软的、清淡的食物,症状会减轻或适应。如果症状加重,出现放射性食道炎,患者不能进食,可通过输液、口服局麻药物,甚至暂停放疗等办法来缓解症状。

(4)腹部放疗患者出现腹痛。在行腹部放疗的时候,肠道受到射线照射后会出现里急后重、排黏液便、腹痛等症状,数周甚至在半年内临床上出现肠道功能紊乱(便秘或腹泻)。出现腹痛时可服用消化道解痉药物处理;出现里急后重、排黏液便等放射性直肠炎症状时,需使用药物灌肠治疗,可以有效地减轻上述症状;腹泻时应多食高钾食品,以补充钾盐流失。如腹泻严重,应先进流食,使肠道得到休息。放疗结束后上述症状将逐渐消失。

140 放疗患者应如何调节饮食？

(1)放疗一开始,就要注意调整饮食结构。宜清淡可口、易消化、富营养,最大限度地利用食欲,食欲较好时就多吃些,食欲减退或厌食时,味美可口加精神鼓励往往收到效果。

(2)要根据高热量、高蛋白、高维生素的原则安排患者的膳食;要尽量做到饮食多样化,要在食品的花样和菜肴的色、香、味上下工夫。应充分利用患者的嗅觉,以"香气扑鼻"的食物来刺激他的食欲。饮少量咖啡或茶,对有些患者也有增进食欲的功效。

(3)要少量多餐,并多喝白开水,以利积存于体内的肿瘤代谢毒素尽快排出。进食少的人,可按一天五六顿来安排饮食。进食疼痛剧烈的,餐前可服适量止痛片或漱麻药。有恶心呕吐的患者,适当服用维生素 B_6,或灭吐灵等药物口服;或在烹饪时放入 1~2 枚砂仁,均可止呕。

(4)过甜、油腻、热烫、辛辣、气味难闻、含纤维素过多、坚硬不易嚼烂的食物,常会加重恶心,力求尽量少吃或最好不吃。纤维素多的麦片粥、麸皮面以及过冷过热的食物,易加速肠蠕动引起腹泻;日常生活中的苜蓿、韭菜、竹笋、山芋、香蕉等也要少食。

(5)放疗患者常造成"津液亏损"及"内热",因而最好不吃羊肉和狗肉等属于热性的食物;蔬菜可以挑选嫩叶,用量不宜过多;煎炸食物容易使人"上火",也不宜多吃。

(6)要注意食物的加工。放疗容易使患者发生严重口干、咽干、口腔糜烂,造成咀嚼困难、吞咽疼痛。故最好把食物加工成容易咀嚼和吞咽的状态,如把肉类和蔬菜加工成肉酱和菜泥,并配以味美而营养丰富的汤类,以助患者吞咽。饭菜温度以偏凉为好。有些患者吃蔬菜和水果也感到困难,不妨改饮果汁和蔬菜汁。

(7)对于容易消化的食物,如大米粥、煮挂面、软米饭、蒸蛋羹、豆制品等,滋润清凉的枸杞子、百合、绿豆之类,有利生血的花生、红枣、赤豆之类,可常服食。

(8)放射治疗可能会影响唾液腺的分泌功能,不仅使唾液分泌减少,而且变得稠厚,从而引起口中干燥。而甜味食物可减少唾液分泌,使口中更为干燥,因此,要少食甜食。一般酸性食物可以增加唾液分泌,可常含吃山楂片;如用中药石斛(鲜者)煎汤代茶饮,则能滋润生津,对缓和口干颇有良效。西洋参煎汤或泡茶饮更佳。

(9)要观察患者放疗期的体重变化,这是衡量营养摄入是否足够的最简便

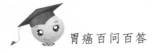

方法。患者体重下降 5% 以上时,应报告医生检查原因,以便重新制订营养计划,否则患者将难以坚持抗癌治疗。

(10)放疗结束后,患者可能要持续一个月或更长时间才能恢复食欲,因此多汤水饮食是必要的。

温馨提示

患者还应避免吃过烫食物及冷饮,避免对牙齿的损伤。平时常用淡盐水或 3% 硼酸水溶液漱口,预防口腔炎症和溃疡的发生。

141 放疗期间如何保护患者皮肤?

放射治疗在肿瘤治疗中的作用和地位日益突出,已成为治疗胃癌的有效手段之一。放疗期间,依据患者接受放射线的剂量、照射部位、照射范围、照射方式与技术、有无并发糖尿病、有无合并化学治疗,以及个人细胞的敏感度等不同,可能会出现一定的皮肤问题。如何预防、减少治疗过程中产生的副作用,是患者需要面对和处理的。

(1)做好防晒,避免照射部位暴晒阳光。

● 清洁照射部位时,宜使用微温的水及温和无香料偏中性的洁肤液,以减少刺激;同时应避免选用含高刺激性防腐剂 (MI/MCI) 或对羟基苯甲酸酯 (paraben)等成分的产品。

● 清洗时应尽量避免搓揉皮肤,且最好使用柔软材质的毛巾以轻拍或轻按的方式吸除水分。

● 宜穿着棉质、柔软的衣物,来减少皮肤的摩擦刺激。

● 需特别注意在放射线治疗结束前,不要随意移除治疗时在照射部位所做的标记。

(2)使用方法产品。在放射线治疗开始后,一旦皮肤开始出现干燥的情况,则应早晚涂抹水性基底保湿产品,加强皮肤的锁水保湿,降低皮肤由干燥转为脱屑的概率。若等到皮肤

温馨提示

至于保湿乳液的选择上,则应选用成分简单、无香料,尤其是不含羊毛脂(lanolin)成分(例如,绵羊油),至于含微量元素锂或其他成分的保湿乳液也是不错的选择(若有伤口则应避免使用)。

变红、变黑才涂,效果将大打折扣。

(3)注意事项。

● 在每次接受放射治疗前,应避免涂抹任何保养品,以确保治疗的效果,减少皮肤炎发生的概率。

● 治疗前后、日常保养,应摆脱日常观念,遵循护理人员的指示进行,才能避免肌肤产生不适。

● 勿听信来路不明的偏方、谣传,在使用、涂抹任何日常保养、照护品前,应寻求医护的意见。

142 胃癌能做生物治疗吗?

根治术后的胃癌患者可以选择生物治疗作为辅助治疗。复发或转移的晚期胃癌患者,应采取多学科综合治疗,生物治疗是一个可以选择的治疗手段。

143 胃癌生物治疗效果如何?

根治术后的胃癌患者,辅助应用生物治疗,可有效增强患者术后免疫功能,有利于预防胃癌复发和转移,治疗产生的副作用较轻微,安全性好,可整体提高患者术后生活质量,有利于患者正常生活的恢复。晚期胃癌患者进行生物治疗后,体内免疫细胞,即体内细胞中的"警察"相较于未进行生物治疗的患者多,能够帮助机体监视并对抗肿瘤细胞,可延缓病情的进展,同时增强患者抵抗力。

144 胃癌生物治疗包括哪些方法?

胃癌生物治疗包括过继性免疫细胞治疗,肿瘤细胞疫苗,蛋白/肽疫苗和分子靶向治疗等。

145 什么是过继性免疫细胞治疗?

过继性免疫细胞治疗是指通过输注体外培养好的自身或配型成功的亲属的肿瘤杀伤细胞,如:LAK 细胞、TIL 细胞和 CIK 细胞等,来增强抗肿瘤应答反应的生物治疗方法。它不仅纠正人体免疫功能低下,提高机体免疫功能,并且可直接发挥杀伤肿瘤细胞的作用。

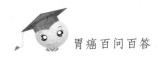

根据输注细胞的抗原特异性将过继性免疫细胞治疗分为以下两大类:非特异性过继性细胞治疗,包括淋巴因子激活的杀伤细胞(LAK)、细胞因子诱导的杀伤细胞(CIK)、自然杀伤细胞、自然杀伤 T 细胞和 Xcellerated T 细胞;以及特异性过继性细胞治疗,主要是细胞毒性 T 淋巴细胞(CTL)。根据输注细胞的来源可以分为自体淋巴细胞治疗和异体造血干细胞治疗。

IL-2/LAK 治疗胃癌腹水、IL-2 介导 TIL 分离培养扩增回输治疗晚期胃癌有一定治疗效果。

CIK 细胞是将人外周血单个核细胞在体外用多种细胞因子 (如抗CD3McAb、IL-2、IFN-γ、IL-1α 等)共同培养一段时间后获得的一群异质细胞。由于该种细胞同时表达 CD3 和 CD56 两种膜蛋白分子,故又称 NK 细胞样 T淋巴细胞,兼具 T 淋巴细胞强大的抗瘤活性和 NK 细胞的非 MHC 限制性杀瘤优点,被认为是新一代抗肿瘤过继免疫治疗的首选方案。

与既往的过继性免疫疗法 (LAK、TIL 和CD3AK 细胞) 相比,CIK 细胞具有繁殖速度快,杀瘤活性高,杀瘤范围广,对多重耐药肿瘤细胞同样敏感,杀瘤活性不受 CsA、FK506 等免疫抑制剂的

> **温馨提示**
> 利用患者自身培养的 CIK 细胞治疗晚期胃癌获得了较好的疗效。

影响, 对正常骨髓造血前体细胞毒性很小, 能抵抗肿瘤细胞引发的效应细胞Fas-Fasl 凋亡等优势。最近研究报道,CIK 细胞对临床上奥沙利铂耐药的胃癌患者,以及 B7-H4 阳性或阴性表达的患者均表现出较好的疗效。胃癌术后的患者增加 CIK 细胞治疗周期数也可能延长患者的生存时间。

146 什么是肿瘤细胞疫苗?

肿瘤细胞疫苗是将完整的肿瘤细胞经物理(如紫外线、放射性核素照射、热灭活等)或化学方法(戊二醛、β-榄香烯等)处理后接种于患者,进入患者体内的肿瘤细胞的抗原可诱导产生抗肿瘤免疫反应。

ATV-NDV 是一种肿瘤疫苗,通过新城疫苗病毒(NDV)感染自体肿瘤细胞获得。NDV 瘤苗联合化疗综合治疗胃癌,显示 ATV-NDV 治疗可明显增加胃癌患者的存活时间,降低复发率。

目前认为 DC 是体内功能最强的抗原提呈细胞，可以从患者体内分离或在体外通过外周血单个核细胞诱导扩增，然后负载不同形式的抗原，使其成熟活化，最终回输体内。DC 和 CIK 细胞共同培养可提高细胞的增殖速度、杀伤活性及特异性，DC-CIK 共同培养的抗肿瘤效应明显高于单纯 CIK 细胞或 DC 肿瘤相关抗原特异性细胞毒性 T 淋巴细胞。

温馨提示

DC-CIK 细胞联合全身化疗对中晚期胃癌具有确切的治疗效果，能够延长患者的生存时间，改善生存状况，具有很好的临床应用前景。

147 什么是蛋白/肽疫苗？

蛋白/肽疫苗是以特定、有效的已知分子构成的肿瘤特异性抗原、肿瘤相关抗原、癌基因或抑癌基因突变蛋白等合成制备的疫苗。如：G17DT，它是胃蛋白酶 17 的氨基末端与白喉毒素的融合产物，能够诱导机体产生胃蛋白酶的中和抗体，阻断胃蛋白酶的促肿瘤生长作用。G17DT 疫苗在胃癌患者中能够一定程度上延长生存时间。

148 什么是靶向治疗？

靶向治疗，是细胞分子水平上，针对已经明确的致癌位点（该位点可以是肿瘤细胞内部的一个蛋白分子，也可以是一个基因片段），来设计相应的治疗药物，药物进入体内会特异地选择致癌位点来结合发生作用，使肿瘤细胞特异性死亡，而不会波及肿瘤周围的正常组织细胞，所以分子靶向治疗又被称为"生物导弹"。

149 生物治疗能联合其他治疗方法吗？

由于生物免疫治疗技术是利用人体自身的免疫细胞，而不是传统的化学药品来杀伤肿瘤细胞，因此其有安全性高、不良反应少、能有效改善人体免疫机能、短期疗效显著等诸多优点，还能有效延长患者的生存时间，是胃癌患者进行辅助治疗的有效方式，值得临床联合应用。

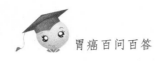

具体联合方式

- 联合手术:消灭残余病灶,防止转移复发,提高治愈率。
- 联合放疗:提高放疗敏感性,增强治疗效果;清除体内残余癌细胞,防止转移复发;全面提高患者免疫力,减轻放疗毒副作用,延长生存期。
- 联合化疗:提高化疗敏感性,增强化疗疗效;清除体内残余癌细胞,防止转移复发;全面提高患者免疫力,降低化疗毒副作用,延长生存期。
- 联合中医治疗:互相补充,提高治疗效果;控制肿瘤发展,防止转移复发,延长生存时间。
- 联合热疗:提高热疗疗效;清除体内残余癌细胞,防止转移复发;全面提高患者免疫力,加速癌细胞凋亡,延长生存期。

150 胃癌生物治疗有什么流程?

生物治疗就是采用患者的自身免疫细胞体外培养,再回输到患者体内,具有识别杀死残余肿瘤细胞的功能。

(1)用血细胞分离机采集患者自身一定量(60mL)的外周血。

(2)在国际标准 GMP 实验室里,分离目标细胞置于培养瓶中,加入培养液和细胞因子,刺激细胞活化增殖。

(3)经过 7~14 天细胞培养,细胞数增至原有数量的几百到上千倍,免疫杀伤能力增加 20~100 倍。

(4)采血后的第 7~14 天,开始回输细胞。

(5)经过多个疗程的治疗,有效杀除患者体内肿瘤细胞,促进康复,改善患者的生活质量。

151 生物治疗需要做多少疗程?费用如何?

一般来说生物治疗 1 个疗程 1 个月, 但是具体的间隔需要医生根据患者的体质以及检查的结果来进行制订。具体费用需要根据患者的病情、身体状况、癌变部位等来制订具体的治

温馨提示

由于每个患者个体差异,每个人接受肿瘤生物治疗的效果也不一样,建议根据患者治疗后的效果具体确定是否需要进行多个疗程的治疗。

疗方案,所使用的具体生物免疫细胞也因不同地域及医院规定的费用而异。

关于肿瘤生物治疗需要做几个疗程,一般来说,生物治疗需要做4~6个疗程,也有一些患者一个疗程就会有明显的效果。

152 生物治疗中间间断了有什么不良影响?

根据患者身体状况,合理安排每个疗程的时间。如因故中间间断,患者体内免疫细胞不能达到每次治疗剂量时的杀伤肿瘤细胞的治疗峰,影响治疗效果,可能会有病情的进展,亦可能仍稳定不变,因人而异,但是间断本身不会造成大的不良影响。

153 生物治疗有什么特点?

(1)运用正常人赖以生存而肿瘤患者表达较低的生物细胞因子调动机体自身的免疫力量达到抗肿瘤作用,与放疗和化疗相比,副作用很小。

(2)通过主动免疫能够激发全身性的抗肿瘤效应,作用范围更加广泛,特别适用于多发病灶或有广泛转移的恶性肿瘤。

(3)采用分子靶向药物进行治疗,目标明确,对肿瘤细胞以外的正常细胞无影响,对不宜进行手术的中晚期肿瘤患者能够抑制肿瘤的进展,延长患者生命。

154 生物治疗有哪些优点?

(1)增强机体抗肿瘤免疫功能。正常人体内免疫系统具有免疫监视功能,能够识别和清除突变及衰老细胞,而肿瘤细胞可以通过低免疫源性等途径逃避机体免疫监视,这是肿瘤发生的重要原因之一,据此设立肿瘤疫苗,对肿瘤患者进行主动免疫治疗,可以刺激机体重新产生抗肿瘤免疫能力。

(2)药物前体转化酶增强肿瘤细胞药物敏感。增加化疗敏感性、降低化疗毒副作用的手段之一是实现对肿瘤细胞的靶向杀伤,而生物治疗使得没有感染外源的肿瘤细胞也被杀伤。

(3)诱发细胞衰老。肿瘤细胞往往通过激活端粒酶,延长端粒长度,或者伴随衰老相关基因的突变,拒绝衰老,导致永生化。而生物治疗可阻止端粒酶延长,从而诱发肿瘤细胞重新衰老死亡。

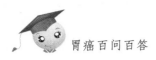

(4)诱导肿瘤细胞凋亡。除了细胞增殖失控和分化异常,凋亡失衡也是肿瘤发生的重要原因。而生物治疗可使对放化疗产生抗性的肿瘤细胞重新对放化疗产生敏感。

(5)抑制肿瘤血管生成。生物治疗可以通过切断肿瘤细胞营养,"饿死"肿瘤。由于实体瘤血管形成具有共同机制,该疗法具有抗瘤广,不易产生抗药性及抗瘤效果明显等特点。

(6)促进机体造血功能。恶性肿瘤患者往往伴有贫血,放疗、化疗可使机体造血功能进一步恶化。而生物治疗可作为放疗、化疗的辅助治疗方法,可有效提高机体的抗肿瘤能力,改善生存质量,延长生存时间。

155 生物治疗的副作用有哪些?

生物治疗副作用少,发生率也较低,常见的有发热,类似感冒的症状,其余为恶心、乏力以及注射部位疼痛等,经对症治疗后均可缓解。

156 生物治疗有哪些禁忌证?

生物治疗的禁忌证

- 怀孕或哺乳期妇女。
- 器官移植者。
- 严重自身免疫性疾病患者。
- 不可控制的感染性疾病。
- 对本治疗中所用生物制剂过敏者。
- T 细胞淋巴瘤。
- 器官功能衰竭者。

157 胃癌生物治疗是如何起效的?

以 CIK 细胞治疗为例,简单介绍一下其起效机制:

(1)CIK 细胞能识别肿瘤细胞,通过直接的细胞质颗粒穿透封闭的肿瘤细胞膜进行胞吐,实现对肿瘤细胞的裂解。

(2)诱导肿瘤细胞凋亡,杀伤肿瘤细胞。

(3)CIK 细胞分泌 IL-2、IL-6、IFN-γ 等多种抗肿瘤细胞因子。

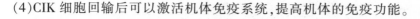

(4)CIK 细胞回输后可以激活机体免疫系统,提高机体的免疫功能。

158 胃癌生物治疗手术前做好,还是手术后做好?

建议接受生物免疫治疗中心专家对患者的身体条件进行评估,以确定是否可以进行生物免疫治疗以及手术与生物治疗谁先进行的问题。胃癌生物细胞免疫治疗在抑杀癌细胞的同时会提高免疫力,保护机体正常机能,改善患者的临床症状,对延长其生存期有非常重要的作用。术前进行生物治疗能够改善机体内环境,提高患者机体免疫力,提高手术成功率,减少并发症和继发症,但是从根治的角度来看,手术更能直接清除肿瘤病灶。

> **温馨提示**
>
> 术后做生物治疗也能起到提高患者免疫功能,预防复发或转移,巩固疗效的作用。

159 生物治疗期间有哪些注意事项?

生物治疗期间合理科学的饮食是每一个患者都必需的。

(1)少吃多餐。胃癌患者要避免吃得过饱或过饥的情况,这两种情况对胃癌患者的病情都存在不好的影响。假如吃得过饱,会导致胃窦部过度扩张,引起胃酸增加,酸性物质增加会对胃造成伤害,从而加重病情。反之,也会对胃部造成伤害。

(2)蔬菜肉类要有选择性。在蔬菜肉类选择方面,要吃容易消化、含足够热量但量少、含蛋白质、含维生素 A(或维生素 B,或胡萝卜素)的食物。要避免吃油煎、油炸及含盐量高、刺激性强的食物,如:韭菜、腊肉、鱼干等腌制食物、辣味食物、酒等。

(3)食物务必要新鲜。如食物是要放置较长时间的,一定要科学贮存,避免患者吃到霉变食物。另外,患者要多吃新鲜蔬菜和水果,增加蛋白质的摄取量,但也不要过量,避免导致胃的消化不良。

(4)宜多吃润肠食物。为避免大便干燥,还需常吃些香蕉、蜂蜜等能润肠的食物。因为患者多有饱胀、恶心、呕吐等食欲缺乏的症状,应吃易消化的食物,方便胃的分解消化,减轻胃的负担,避免对胃产生损害。可进食软饭,细嚼慢

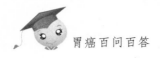

咽,多食新鲜蔬菜水果,适量补充矿物质铁和维生素。

(5)注意保护胃黏膜。患者从饮食方面来保护胃黏膜,要避免含盐量高、较硬食物、温度较高的食物,而且不能暴饮、暴食,要注意饮食规律,还要少食多餐。

(6)保持积极乐观心态。

建议患者养成良好习惯,坚持轻度活动锻炼,以乐观、平和的心态面对治疗,有问题及时与主管医师咨询,及时解决。

160 中医是怎么认识胃癌的?

中医学虽无胃癌的名称,但根据其临床表现,胃癌属于中医学胃脘痛、积聚、伏梁、胃反、噎嗝、癥瘕、反胃等范畴。中医学认为胃癌的发生是由于长期饮食不节、劳倦内伤、情志失调或感受外来邪毒,导致机体阴阳失调、脏腑功能失常,出现血瘀、食滞、气滞、痰结、邪毒内蕴等一系列病理变化,最终导致癥瘕积聚,形成癌肿。最早记载可追溯到《黄帝内经·素问》中提到:"民病胃脘当心而痛,上支两胁,膈咽不通,食饮不下。"再如《难经》云:"心之积名曰伏梁,起脐上,大如臂,上至心下,久不愈,令人病烦心。"《金匮要略》曰:"朝食暮吐,暮食朝吐,宿谷不化,名曰反胃。"这些都类似于胃癌症状的描述。在发病机理上,隋代《诸病源候论》中提到:"荣卫俱虚,其血气不足,停水积饮,在胃脘则脏冷,脏冷则脾不磨,脾不磨则宿谷不化,其气逆而成胃反也。"在治疗方面,明代《景岳全书》说:"治反胃之法,……必宜以扶助正气,健脾养胃为主。"在预后方面,清代《石室秘录》曰:"反胃之证,虽一时不能遽死,然治之不得其宜,亦必死而后已。"由此可见,中医学对胃癌的认识是比较深刻的,并且从理论到实践都积累了一定的经验。

161 中医治疗胃癌有哪些优势?

目前,采用中医药治疗胃癌已较为普遍,与西医紧密结合,视病情不同时期,结合患者实际,用不同的药方,常常取得很好的疗效。

中医药在肿瘤的综合治疗中的作用可归纳为以下几点。

(1)整体调节贯始终。肿瘤虽然是生长在身体的某一局部,但实际上是一种全身性疾病。中医从整体观念出发,实施辨证论治,既考虑了局部的治疗,又对机体整体进行调节，能很好地改善患者的局部症状和全身状况，可以贯穿疾病发展的始终。

（2）术后扶正解毒促恢复。手术虽能将癌瘤切除，但同时也给机体带来了重大创伤，使正气虚弱，免疫功能受损，给残存的肿瘤细胞带来可乘之机，导致

温馨提示

中医治疗胃癌在改善症状（如减轻放、化疗毒副作用）、提高机体免疫功能、稳定机体内环境平衡、保护脏器正常功能、延长生存期、促进术后康复等方面均有良好的作用，是很多西药所难以取代的。

部分患者术后病情迅速恶化。此时对症给予扶正解毒抗癌之中药，能提高机体免疫力，明显降低术后复发率，防治并发症，提高生活质量，延长生存期。

（3）放化疗期间增效又减毒。目前，抗肿瘤药物筛选和研制主要集中在直接杀灭癌细胞方面。因为药物作用方向单一，没有选择性，所以在杀灭癌细胞的同时，也严重杀伤了正常细胞，因此，放疗和化疗才出现严重的毒副反应。

中药增效减毒主要体现

- 防治放射性损伤，减轻化疗所致的消化道反应。
- 调节机体免疫功能，保护骨髓造血功能。
- 增强抗癌抗炎作用，提高患者生活质量。

（4）高效低毒多靶点。中医严格讲究辨证论证、增效减毒，合理配伍可使中药的副作用降到最低，具有高效、低毒、多靶点抗肿瘤的作用。对于晚期胃癌患者或不能手术和放、化疗的可以采用中医中药治疗，因此，我国治疗胃癌比外国多了一条中医中药的途径。

（5）经济实惠人人可。中医药遍布祖国各地，使用起来简便经济，不会对经济负担已经较重的病患家庭造成不能承受的负担，服用又方便，是大众都可以承受的治疗方法。

162 胃癌的中医治疗法则是什么？

胃癌主要病变基础以脾胃不健，中气亏虚为主，进而导致机体的气血、阴

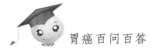

阳失衡,脏腑失养而发病。本病属本虚标实之证,气滞、痰浊、湿聚、热毒、瘀血为标,脾、胃、肾虚为本。其中脾虚是胃癌发生发展的重要原因,所以健脾补气法常贯穿于胃癌治疗过程的始终。临证时辨证与辨病相结合,扶正与祛邪相结合,标本兼顾,攻补兼施,配合使用,才能取得好的临床疗效。

163 怎样顾护胃气?

中医认为脾胃为后天之本,水谷生化之源。五脏皆秉气于胃,胃气一旦衰弱,人体元气必将失去充养而衰。古训云:"得水谷者昌,失水谷者亡","胃气一败,百药难治"。因此,胃癌的治疗中必须时刻牢记顾护胃气。临床顾护胃气的方法如下。

(1)慎一味厚腻滋补而碍胃。胃癌患者,尤其在晚期,往往表现出不同程度的阴阳气血不足之象,若因此而单投大量十全大补(中医气血双补方)、参芪(人参、黄芪)、龟胶(龟甲、阿胶)等不免妨碍胃气,适得其反,要注意行气化滞药物的配合使用。

(2)抓住胃气以通为用,以降为和的生理特征。在治疗中无论攻邪或扶正,都应不忘配伍适量运气和胃之品,如半夏、陈皮、枳壳、佛手、木香、砂仁等,选择适当药物配伍运用。

(3)坚持少而精的用药原则。"凡药三分毒",尤其具有抗肿瘤作用的中药往往药性猛烈或有一定毒性,因此药味少、剂量轻,则胃腑易于容纳,从而达到顾护胃气的目的。反之,若药物庞杂,胃腑不受,则难以高效。这就要求临证中尽可能选择一药双效或多效的药物。

(4)存得一份津液,救得一份胃气。晚期胃癌,尤其贲门部肿瘤,表现为"噎膈",容易形成"关格"。中医认为此乃三阳热结,肾水受煎,存阴救液对于预后极其关键。古人谓:"存得一份津液,救得一份胃气。"注重滋养肾水,实为胃癌治疗中治本之图。

164 中医"治未病"思想如何运用到胃癌的治疗之中?

中医"治未病"思想在预防胃癌的发生、阻断癌前病变的发展、预防胃癌复发和转移及对放化疗的减毒增效等方面发挥着举足轻重的作用。

(1)未病先防。健康未病态,即机体尚未产生病理信息,器官没有病理性改变,对于有胃癌家族史者或日常饮食、生活习惯不良者及少部分健康人当引起重视。中国传统医学四大经典之首《内经》中就指出:"正气存内,邪不可干";"邪之所凑,其气必虚"。正所谓"壮人无积,虚则有之"。人体是一个有机的整体,肿瘤的发生是内因和外因两方面因素相互作用的结果。癌症这个毒邪之所以导致人体发病,就是因为人体的正气不足。"正气"涵盖了人体的免疫平衡状态;"邪气"指致癌因素,包括吸烟、食物中的有毒物质、不良的自然社会环境等。正虚、邪实是癌症发生的病机,正虚为本,邪实为标。在正虚的基础上癌毒内生,进而导致脏腑功能失调和气血运行失常,使生理病理产物不能排出,蕴结体内而成癌症。对此,健康未病态者需要谨遵中医养生之道,以预防疾病,保健强身。古人云:"四时百病,胃气为本。"《素问·五脏别论》云:"胃者,水谷之海,六腑之大源也。五味入口,藏于胃以养五脏气。"此话是说脾胃的主要功能是受纳腐熟水谷,是后天之本,气血生化之源。

针对脾胃病的防治,主要是注意饮食调养和情志调节。饮食有节,膳食平衡,适时调食则脾胃健运,气血充盈,正气旺盛,营卫调达,邪不可干。

(2)已病防变。胃癌已经发生,则要早治防变,以减少复发和转移。复发和转移是恶性肿瘤的基本生物学特征之一,是决定癌症患者生存预后的关键因素。胃癌经过根治术和放化疗等治疗后,体内仍有可能存在微小的肿瘤病灶,即中医谓之"伏邪""余毒""余邪",相当于西医所讲的肿瘤微环境,是肿瘤复发转移的根源所在,即癌毒传舍。正气亏虚则机体内外抗癌解毒的能力下降,导致余毒扩散,正不抑邪,疾病恶化,多处转移,发生多脏器衰竭,最终导致正气耗竭,阴阳离决。

温馨提示

临床上许多胃病患者的症状可因情志刺激而产生或加重,故保持心情舒畅,心神恬淡清静,对于疾病的预防尤其重要。

中医经典名著《金匮要略》中指出:"夫治未病者,见肝之病,知肝传脾,当先实脾……"所以,先安未受病之脏常有良效。治疗上,一方面,应用扶正补益类中药加用脏腑归经药,具有补气、益血、滋阴、助阳等扶正固本的作用,以增

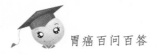

强各脏腑生理功能,调节机体免疫机能,提高抗癌能力,从而控制或减缓转移灶的形成和发展。另一方面,应用消痰化饮、活血化瘀、软坚散结等祛邪中药,抑制邪毒积聚,软化微小的肿瘤灶,促其消散,防止转移。愈后调理亦应谨慎,饮食上可根据体质选用食补和适当药补,保持情志调畅,适宜的理疗以调理脏腑阴阳气血。

165 中医是如何为胃癌的放化疗保驾护航的?

也是"治未病"思想的具体体现。一方面,要在出现各种(如骨髓抑制、胃肠道反应等)副反应之前积极采取措施,降低副反应发生概率,改善症状严重程度,提高患者生存质量以及对治疗的耐受程度,起到减毒增效作用,即"未病先防"。

另一方面,要注意疾病的传变,例如放射性肠炎、放射性肝炎等迟发的副反应,应采取措施避免其发生,即"已病防变"。中晚期胃癌患者普遍存在着不同程度的免疫功能低下,而放化疗又能导致患者免疫损伤,一般被认为是火热之邪耗伤阴津,或者浊瘀之邪

> **温馨提示**
>
> 要根据个人体质以及具体症候的特点,在进行放、化疗之前进行针对性预防性治疗,或药疗或食疗,争取避免对机体产生严重的病理损害。常选用益气扶正类中药,如黄芪、太子参、党参、生地黄、沙参、麦冬、枸杞、山药、阿胶等,以期将人体的正气提升到最好的状态。

阻滞气血,因此在治疗期间应该始终顾护阴津、养阴润燥、调和气血,同时要解毒化瘀。常用药物如生地、沙参、玉竹、五味子、阿胶、枸杞、黄精、白芍、白花蛇舌草、猫爪草、郁金、姜黄、川芎、丹参等。

166 中医是怎样辨证论治胃癌的?

辨证施治是中医理论的核心,一般来说,早期主要病理变化在于气,多由情志不遂、抑郁伤肝、肝失疏泄、横逆犯胃、肝胃不和或痰凝气滞、痰湿凝结。中期主要是痰气搏结或气机郁结不解,血性不畅,以瘀毒内结证多见。本病进入

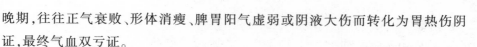

晚期,往往正气衰败、形体消瘦、脾胃阳气虚弱或阴液大伤而转化为胃热伤阴证,最终气血双亏证。

依据《中华人民共和国国家标准·中医临床诊疗术语证候部分》《中药新药临床研究指导原则》《中医诊断学》、胃癌协作分组共十家单位提供的胃癌(晚期胃癌为主)辨证分型,综合形成8类基本证型的辨证标准(见下);复合证型,以基本证型为组合,如脾虚痰湿、气血两虚、热毒阴虚等。

辨证标准

- 脾气虚证:以食少、腹胀、便溏与气虚症状共见,舌淡苔白,脉缓弱为辨证要点。
- 胃阴虚证:以胃脘嘈杂、灼痛,饥不欲食与虚热症状共见,舌红少苔乏津,脉细数为辨证要点。
- 血虚证:以体表肌肤黏膜组织呈现淡白以及全身虚弱,舌质淡,脉细无力为辨证要点。
- 脾肾阳虚证:以久泄久痢、水肿、腰腹冷痛等与虚寒症状共见,舌淡胖,苔白滑,脉沉迟无力为辨证要点。
- 热毒证:以胃脘灼痛、消谷善饥等与实火症状共见,舌红苔黄,脉滑数为辨证要点。
- 痰湿证:以脾胃纳运功能障碍及痰湿内盛症状共见,苔腻为辨证要点。
- 血瘀证:以固定疼痛、肿块、出血、瘀血色脉征,舌质紫暗,或见瘀斑、瘀点,脉多细涩,或结、代、无脉为辨证要点。
- 肝胃不和证:以脘胁胀痛、嗳气、吞酸、情绪抑郁,舌淡红、苔薄白或薄黄,脉弦为辨证要点。

治疗方案:

(1)辨证选择口服中药汤剂。8类基本证型用药规范如下述;复合证型,以基本证型用药有机组合。

脾气虚证

- 治法:健脾益气。
- 推荐方药:四君子汤化裁。党参、白术、茯苓、炙甘草等。

胃阴虚证

- 治法:养阴生津。
- 推荐方药:益胃汤化裁。沙参、麦冬、生地、玉竹、冰糖等。

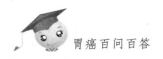

血虚证

- 治法：补血益气。
- 推荐方药：四物汤化裁。当归、熟地、白芍、川芎等。

脾肾阳虚证

- 治法：温补脾肾。
- 推荐方药：附子理中汤合右归丸化裁。人参、干姜、附子、熟地、山药、山茱萸、枸杞、鹿角胶、菟丝子、杜仲、当归、肉桂、炙甘草等。

热毒证

- 治法：清热解毒。
- 推荐方药：清胃散或泻心汤等化裁。红藤、藤梨根、龙葵、半枝莲、黄连、生地黄、牡丹皮、当归身等。

痰湿证

- 治法：化痰利湿。
- 推荐方药：二陈汤化裁。半夏、橘红、白茯苓、炙甘草等。

血瘀证

- 治法：活血化瘀。
- 推荐方药：膈下逐瘀汤化裁。五灵脂、当归、川芎、桃仁、丹皮、赤芍、乌药、延胡索、甘草、香附、红花、枳壳等。

肝胃不和证

- 治法：疏肝和胃。
- 推荐方药：柴胡疏肝散化裁。柴胡、枳壳、芍药、陈皮、香附、川芎、炙甘草等。

对症加减

- 呃逆、呕吐：酌选旋覆花、代赭石、橘皮、姜竹茹、柿蒂、半夏、生姜等。
- 厌食（食欲减退）：酌选焦山楂、焦六曲、莱菔子、鸡内金等。
- 反酸：酌选吴茱萸、黄连、煅瓦楞子、乌贼骨、煅螺蛳壳等。
- 腹泻：酌选石榴皮、秦皮、赤石脂、诃子等。
- 便秘：酌选火麻仁、郁李仁、瓜蒌子、肉苁蓉、大黄等。
- 贫血：酌选黄芪、当归、鸡血藤、大枣、阿胶等。
- 出血：酌选三七粉、白及粉、乌贼骨粉、大黄粉、仙鹤草、血见愁、茜草等。
- 胃脘痛：酌选延胡索、川楝子、白芍、甘草、徐长卿、枳壳、香橼、八月札等。

- 黄疸：酌选茵陈、山栀、大黄、金钱草等。
- 腹水、肢肿、尿少：酌选猪苓、茯苓、泽泻、桂枝、车前子、冬瓜皮、防己等。
- 发热：酌选银柴胡、白薇、生石膏、板蓝根、紫地丁、蒲公英等。

辨病用药

- 在辨证论治的基础上，可以加用具有明确抗癌作用的中草药，如山慈姑、天龙、夏枯草、蛇舌草、藤梨根、野葡萄藤、半边莲、半枝莲、龙葵、蛇莓等。

(2)针灸治疗。根据病情及临床实际可选择应用体针、电针、耳穴埋籽等。

常用穴位：脾俞、胃俞、公孙、丰隆、照海、足三里、内关、列缺、上脘、中脘、下脘、三阴交、阴陵泉、血海、气海、关元、章门。根据病情选取穴位，提插补泻，也可配合电针加强刺激增强疗效。如顽固性呃逆可针刺双侧内关、足三里，平补平泻。胃癌呕吐可针刺内关、足三里、公孙，平补平泻以降胃气止呕。

耳穴埋籽适用于缓解恶心、呕吐症状，取穴主要为：神门、交感、胃。操作方法：用胶布将王不留行籽或磁珠贴于穴位上，每日按压 3~5 次，每次 10~15 下，每贴 7 日。

167 中医讲求药食同源，胃癌食疗有什么好方法?

饮食因素对于胃癌发病的影响已受到各国肿瘤研究工作者的重视。可能的饮食致癌因素为经常食用烟熏、烤炙食品(含苯并芘)或腌渍食品、酸菜(含N–亚硝基化合物)。多吃新鲜蔬菜和水果，多吃含维生素 A、B、E 的食物，适当加强蛋白质、乳类、牛奶等摄入，以利于保护胃黏膜。少吃或不吃腌菜，忌食烟熏和油煎食物，禁食霉变的食物，忌烟酒。

胃癌患者大多表现为身体虚弱，需要补气血，同时也要区分是阴虚还是阳虚，阴虚者清补，阳虚者温补。清补食品有山药、桂圆、莲子、木耳、百合、冰糖、藕、豆腐、蜂蜜、绿豆、鸭、甲鱼、薏苡仁、大枣、糯米、田鸡等。温补食品有牛肉、羊肉、鸡肉、狗肉、鳝鱼、海参、猪肝、鹅肉、鲤鱼、草鱼、黄鱼、核桃、板栗等。

胃癌患者由于癌症本身的不适，加之手术、放化疗的副作用，常常导致饮食难进，使身体更加虚弱，食疗既是营养丰富的美味佳肴，又有药物滋补疗疾的作用，它取药物之味，食借药力，药助食威，二者相辅相成，相得益彰。这里介

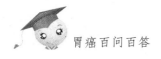

绍一些简单的食物疗法。

（1）陈皮红枣饮：橘子皮 1 块，红枣 3 枚。红枣去核与橘子皮共煎水即成。每日 1 次，此食疗方有行气健脾，降逆止呕的作用，适用于虚寒型体质的人群。

（2）陈皮瘦肉粥：陈皮 9g，乌贼骨 12g，猪瘦肉 50g，粳米适量。用陈皮、乌贼骨与粳米煮粥，煮熟后去陈皮和乌贼骨，加入瘦肉再煮，食盐少许调味食用。作为每日早晚餐用，具有降逆止吐，健脾顺气的作用，腹胀者可首选此膳。

（3）蜜饯猕猴桃饮：猕猴桃 500g，蜂蜜 250g，将鲜猕猴桃果肉切成丁，放入锅内加水适量，慢火煮至八成熟时，加入蜂蜜再煮至熟透，收汁即可，待冷，装瓶备用。每日饮用 2 次。长期饮用可养胃、通便。

（4）人参阿胶当归羹：西洋参 3g（切成饮片），阿胶（研粉）、龙眼肉各 20g，当归 15g，赤小豆 100g。将赤小豆、当归洗净，同放砂锅内，加适量水，用大火煮沸后，改用小火煨煮 1 小时，待赤小豆熟烂如酥，羹将成时调入阿胶细末，并加入西洋参片，龙眼肉，再煨煮至沸，拌和匀即成。早晚分服，饮羹汁，嚼食西洋参片和龙眼肉，具有补气养血，益心健脾的作用。

（5）半枝莲蛇舌草蜜饮：半枝莲 30 个，白花蛇舌草 60g，蜂蜜 20g。将前两味混合入锅，加水 2000mL，用大火煎煮 1 小时后，去渣取汁，待药转温后兑入蜂蜜调匀即成。早晚分服。具有清热解毒，活血化瘀，抗癌的作用。

（6）苡仁粥：苡仁 20g，粳米 30g，白糖半匙。将苡仁、粳米洗净，置锅内放冷水 2 大碗，中火煮半小时，离火温食，每日 1 次。胃癌术后常食此粥可减少复发的机会。

（7）大枣首乌汤：首乌 15g，大枣 10 枚，向日葵秆适量。把向日葵秆剥去外皮，取出白芯，每次 5~8g，加水与大枣、首乌同煎。喝汤食枣，每天 1 剂，20~30天为一疗程。治气血双亏型胃癌。

（8）怀山药 30g，清半夏 30g，白糖适量。该方具有培补脾胃、降逆止呕的作用，适用于脾胃虚弱引起的呕吐。

（9）生姜 15g，糯米 15g，蜂蜜 30mL。生姜、糯米，碾碎，加水一碗，取汁，再加蜂蜜，炖熟服用。具有温中止呕之功效，适用于脾胃虚弱引起的呕吐。

（10）红糖煲豆腐：豆腐 100g，红糖 60g，清水 1 碗。红糖用清水冲开，加入豆腐，煮 10 分钟后即成。经常服食，具有和胃止血的功效，吐血明显者可选用此食疗方治疗。

(11)莱菔粥:莱菔子 30g,粳米适量。先将莱菔子炒熟,与粳米共煮成粥。每日 1 次,早餐服食,此药方消积除胀,腹胀明显者可选用。

(12)莴苣大枣饼:莴苣 250g,大枣 250g,面粉 500g。将莴苣切碎,大枣煮熟去核,与面粉混合后做饼即成。当点心服用,健脾益胃,燥湿利水;大便稀薄或腹泻可选用。

(13)芡实六珍糕:芡实、山药、茯苓、莲肉、薏米仁、扁豆各 30g,米粉 500g。将上述全部加工成粉末与米粉和匀即成。每日 2 次或 3 次,每次 6g,加糖调味,开水冲服,也可做糕点食用,此方健脾,止泻效果良好。

(14)桂圆花生汤:花生连红衣 250g,大枣 5 枚,桂圆肉 12g。大枣去核,与花生、桂圆一起加水煮熟即可。每日 1 次,养血补脾,贫血明显者可用此方。

(15)乌梅粥:乌梅 20g,粳米 100g,冰糖适量。先将乌梅煎取浓汁去渣,入粳米煮成粥,粥熟后加少许冰糖,再稍煮即可。每日 1 次,此方有收涩止血作用。

(16)麻仁粥:芝麻、桃仁各 20g,粳米 80g。用芝麻、桃仁和糯米共同煮粥即成。隔日 1 次,润肠通便,大便干燥秘结者可用此粥。

(17)芝麻粥:芝麻 6g,粳米 30g,蜂蜜适量。将芝麻炒香待米煮粥即将熟时加放,再加蜂蜜调匀即成。每日 1 次,此药膳补血润肠。

(18)鱼肚酥:鱼肚(大黄鱼、鲤鱼、黄唇鱼、鳗鱼的鳔均可作为原料),芝麻油。鱼肚用芝麻油炸酥,压碎即成。每日 3 次,每次 10g,用温开水送服。此药膳补肾益精,滋养筋脉,止血、散瘀、消肿。

(19)健胃防癌茶:向日葵杆蕊或向日葵盘 30g。用上述原料煎汤即成。煎汤代茶,长期饮用,有防癌,抗癌消炎之功效。胃癌术后吻合口有炎症者可选此膳。

168 胃癌患者吃哪些食物对身体好?

(1)宜多吃能增强免疫力、抗胃癌作用的食物,如山药、扁豆、薏米、香菇、蘑菇、葵花籽、猕猴桃、无花果、苹果、沙丁鱼、蜂蜜、鸽蛋、牛奶、猪肝、沙虫、猴头菇、鲍鱼、针鱼、海参、牡蛎、甲鱼。

(2)宜多吃高营养食物,防治恶病质,如乌骨鸡、鸽子、牛肉、猪肉、兔肉、

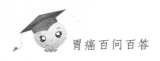

蛋、鸭、豆豉、豆腐、青鱼、黄鱼、鲫鱼、虾、猪肝。

(3)恶心、呕吐宜吃莼菜、柚子、橘子、枇杷、粟米、核桃、杨桃、无花果、姜、藕、梨、冬菜、芒果、乌梅、莲子。

(4)贫血宜吃淡菜、龟、鱼翅、猴头菇、蜂蜜、荠菜、香蕉、橄榄、乌梅、木耳、芝麻。

(5)腹泻宜吃扁豆、梨、杨梅、栗子、石榴、莲子、青鱼。

(6)腹痛宜吃金橘、卷心菜、比目鱼、海参、乌贼。

(7)防治化疗副作用的食物,如猕猴桃、芦笋、桂圆、核桃、鲫鱼、虾、香菇、黑木耳、鹌鹑、薏米、绿豆、苹果、丝瓜、核桃、甲鱼、乌梅、无花果。

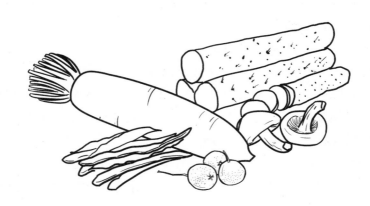

康复疑问

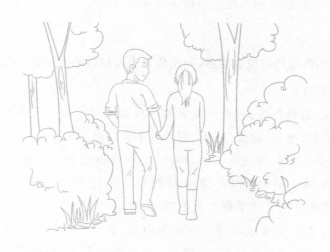

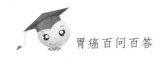

169 胃癌是不是应该让患者知道病情？

在我国，得知家人患有癌症后，家属的第一反应往往是善意的隐瞒或避重就轻，怕患者知晓后难以承受，并过分担忧疾病，无法面对，一蹶不振。但实际上，当今信息化的社会，病室内病友的交流，想要完全隐瞒真实病情几乎是不可能的。此外，患者知晓自己的病情后会积极主动寻求治疗，参与治疗方案的制订，选择对自己最为有利的治疗方案，发挥主观能动性。因此，患者对患有胃癌知晓与否，利弊参半，家属往往会纠结要不要将患者的真实病情告知患者。我们认为，家属作为最了解患者的人，应根据患者的心理承受能力，因人而异，对于积极乐观的患者，可以选择告知患者真实情况；而对于"谈癌色变"，焦虑恐惧的患者可以考虑先对其进行善意的隐瞒，随着治疗的进展，对"胃癌患者"这一角色的逐渐适应，患者也会慢慢接受患有胃癌这一事实，从而更好地配合治疗。

170 患者得知自己患有胃癌，为何要对患者进行心理调适？可采用哪些方法进行心理调节？

得知自己患有胃癌，患者可能需要一段时间接受患有胃癌的事实，期间出现焦虑、愤怒、绝望、抑郁、恐惧、害怕等不良情绪，都是相当正常的。但是，胃癌的治疗是一个长期过程，而良好的心理状态对于治疗的效果有非常积极的作用。临床上经常可以看到，同样医疗条件下，乐观开朗、积极面对的患者，其治疗效果往往要好于那些消沉低落、自怨自艾的患者。因此，进行有效的心理调适，不要一味地沉溺于癌症的阴影，也不要过分担忧未来，面对并接纳现实，保持乐观的生活态度，树立战胜疾病的信心，积极听从医生建议，配合治疗。

可以帮助患者采取以下方法进行心理调节

- 深呼吸,尽可能的深吸气,然后慢慢呼气。
- 听一些柔和舒缓的音乐。
- 指压可以帮助放松和缓解压力,可采取按揉太阳穴、掐额头、用梳子梳头等。
- 冥想法。选择一个安静的环境和一个舒适的体位,带着一种积极的态度,闭上眼睛,把精力集中在一个问题或一个音节上,然后放松身体的各个部位,放松肌肉,放缓呼吸,做深呼吸,大约20分钟,然后慢慢睁开眼睛。
- 视觉表象。当患者掌握了深呼吸和冥想,视觉表象也是很有效的放松方法,想象可以让自己感觉舒服的一种颜色,一种感觉或者一个地方;可以想象任何能让自己感觉舒服和放松的东西,如蓝天、碧水、阳光、海浪、清风;躺在沙滩上,听着浪花拍打沙滩。
- 进行日常锻炼或尝试一种业余爱好,比如散步、看书等,把注意力分散到其他能让自己感觉快乐的事情上。
- 诉说。向信任的亲人、朋友诉说心中的真实想法,宣泄不良情绪;也可以将自己的感觉告知医生和护士,向他们倾诉自身的感受或困惑,向他们寻求帮助与指导。
- 与其他患者交流,了解他人是如何对抗疾病的,同时可以相互鼓励,竖立信心,战胜疾病。
- 换个角度看生活、看自己、看疾病,换个角度,可能想法就不一样了,比如可以站在家人的角度,他们想看到一个坚强的人,能勇敢地面对疾病,能坚强地对抗病痛。

此外,家人是患者最亲近的人,应该和家人一起面对胃癌,共同接受患病的事实,选择最佳治疗方案,共同对抗病魔。

171 手术后院外的休息与活动应注意什么?

定期进行轻体力活动,如散步、打太极等,活动量以不感到疲劳为宜。日常生活中避免增加腹压的活动,如抬举重物、慢性咳嗽、长期便秘等,以免造成切口疝的发生。

(1)避免长时间卧床:长期卧床,缺乏运动,会使气血运行不畅,因此,在体力和病情允许的情况下,应尽量适度运动,有利于患者的康复。

(2)散步是最合适的锻炼:可在饭后、睡前散步,选择空气清新的场所,根据体力循序渐进,病情较重者,则可在室内行走,即使是家人搀扶着走一走,也

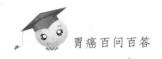

有益处。

(3)太极拳等适度运动：太极拳等适度运动可以提高患者的抗病能力，对康复有一定帮助。

一些患者出院后面临着回归工作，对于办公室工作等劳动强度轻的工作可早期恢复，但需要体力劳动的工作至少要在 3 个月以后恢复，最初可从半日的工作开始，根据自己的耐受情况慢慢增加为全天的工作。

172 手术后是不是应该多吃一些营养品和保健品？

经常会听到胃癌的患者及其家属问到这类问题，如回家后要不要补充一些蛋白粉、营养品之类。如果患者通过日常的饮食，保证体重维持在一定的水平，各项营养指标处于正常水平即可，无需额外补充各种营养品。胃癌术后由于部分甚至全胃的缺失，会出现一些营养的缺乏，包括维生素 B_{12}、铁等，平日进食可多使用富含上述营养成分的食物，如动物的肝脏、牛肉、猪肉、蛋、牛奶、奶酪等。

温馨提示

提高铁的吸收，可吃一些新鲜的水果、蔬菜，满足机体维生素的补充。经进食无法满足的营养成分，可及时咨询医生，进行相关营养素的补充。

173 胃癌术后，食物的消化吸收会受到影响吗？应如何进食？

临床上经常会有患者和家属疑问"胃切除术后，食物的消化吸收会不会受到影响？"胃癌根治性切除术后，大部分乃至整个胃的结构和功能丧失，消化道进行了重建，近期内会对机体的消化和吸收食物的功能产生不同程度的影响。因此，饮食应遵循由稀到稠、由少到多的循序渐进原则。胃手术后因各种原因造成不能经口进食或进食量不足，可通过中心静脉、十二指肠营养管或空肠造瘘管给予营养物质。

术后出院应养成定时、定量的饮食习惯，进食时应细嚼慢咽，以减轻胃的负担，初始一般每日 6~8 餐，每 1~2 周减少餐次、增加饭量，直至与术前相仿。饮食宜清淡，并富有营养、易消化，避免过甜、过咸、过酸、过烫、生冷、辛辣、刺激的食物,可适当多吃富含蛋白及铁质的食品,防止贫血。此外,胃的内分泌及外分泌功能无法通过消化道重建来替代, 只有通过尽可能多地保留胃组织或选择合适的食物和药物替代治疗来改善。水溶性大豆纤维可明显促进胃癌术后患者钙离子、铁离子的吸收;补充维生素 B_{12} 可弥补内因子的不足,防止因维生素 B_{12} 缺乏引起中枢神经系统损害。

尽量减少食用易引起肠胀气的食物,包括:土豆、面食、豆类、白薯、糖,以及萝卜、韭菜、卷心菜、花菜、洋葱、生蒜、芹菜等蔬菜。大米是唯一不易产气的淀粉。避免含气的液体饮料,如汽水、啤酒等。适当补充膳食纤维,膳食纤维不被任何消化酶消化,增加粪便体积,减少粪便在肠道的停留时间,减少肠道对毒素的吸收,避免便秘引起的腹胀及肠道积气。

174 做完胃部手术为什么总是感觉"烧心"?

胃癌术后出现"烧心"是由于胃及小肠内的消化液反流入食管,引起食管炎,称为反流性食管炎,主要见于胃上部部分切除或全胃切除术后患者。出现反流性食管炎并不是手术失败,而是由于以上两种手术切除时需要将食管下段的括约肌切除,该处的"单向阀门"——贲门的作用消失,导致胃内容物经常反流入食管。通常此类患者症状与实际食管内反流强度呈现不一致的情况,即反流症状重的患者,经食道内测压检测后发现反流不明显,而检测后发现反流十分明显的患者,并没有明显反酸灼热的症状。

温馨提示

症状较轻的患者可以口服一些胃酸分泌抑制剂或增强胃动力的药物以及胃黏膜保护剂以改善症状。而症状较重的患者需要注意餐后不要立即平卧;睡眠时保持头高脚低位。极少数反流症状重的患者,可能需要考虑手术治疗。

175 进餐后总感觉肚子疼或者小肠内串气,正常吗?

腹部手术后,腹腔内会出现不同程度的粘连,当肠内的食物或是气体经过这些粘连的肠管时,患者会出现腹胀、腹痛等不适症状,这些表现都是术后的

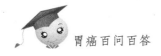
正常表现,不用过于担心,只要每天有排气或者排便,都不会出现太大问题。如果疼痛症状严重,或者 24 小时内不排气,则需要立即到医院就诊。

176 如何监测患者的营养状态?

营养不良对患者的治疗和康复都极为不利,如手术后恢复慢,对放疗和化疗的耐受性差,导致免疫力下降,易发感染。住院期间,医护人员会经外周或肠道补充营养物质,患者营养支持得以保证,但患者出院回家后需自己经口进食,可能出现不敢吃、不想吃、不会吃等各种情况,导致患者营养状况的持续下降,影响机体的康复。此外,胃部手术后,大部分甚至全部的胃已被切除,原有消化道的结构亦遭到破坏,患者的消化吸收功能受到不同程度的影响,患者往往需要半年甚至更长的时间,才能恢复到正常的饮食状态或

> **温馨提示**
> 应每隔 3 个月进行营养相关血液学的检查,了解有无贫血、低蛋白、电解质失衡、矿物质缺乏等问题的存在,以便及时采取措施,维持营养的平衡。

术前的饮食状态。因此,患者应定期进行营养状况的评估,其中,最简便、最可靠的方法就是密切监测体重,体重是衡量蛋白质和热量是否足够的客观指标,可从总体上反应人的营养状态。患者可自备一台体重秤,在清晨、空腹、排空大小便的情况下测量体重,每周测量 1 次,同时做好记录,防止遗忘。保证体重维持在正常水平内,而非进行性下降。

177 胃癌手术后的生活、工作中需要注意哪些事项?

生活方式的调整从某种意义上而言不亚于药物治疗。目前,肿瘤的病因并未完全清晰,与生活方式、饮食习惯、情绪等诸多方面有关,因此,去除这些因素,对于肿瘤的治疗与治愈性切除后预防复发具有重要的意义。

(1)规律的生活。出院后应保持充足的睡眠,饮食定时定量,定期监测体重,尽可能避免出现体重减轻的现象,保持情绪平稳,分阶段进行体育锻炼。

(2)回归工作。出院后可早期恢复办公室工作等轻度的工作,但需要体力劳

动的工作至少要在 3 个月以后恢复。此外,不同手术方式的恢复程度也不同,因此,请与主治医生商谈后再开始,并且最初要从半日的工作开始,慢慢增加为全天的工作。

178 什么是倾倒综合征?

胃切除后,由于残胃容积变小、消失,失去了幽门的调节作用,同时迷走神经的切除影响了餐后的胃舒张功能,致使餐后大量高渗食物突然进入肠道,引起大量肠液渗出,导致一系列胃肠症状,如上腹胀满不适、恶心、呕吐、腹泻、头晕、心慌及出冷汗甚至晕厥、血压下降等一系列症状,称为早期倾倒综合征,多发生在进食后半小时内。由于食物较快地经过胃进入肠道,较多地需要胰岛素和消化液的消化,而身体未能及时调整,引起血容量的不足,致使餐后 2~4 小时内患者出现头昏、心慌、出冷汗、脉搏细弱甚至虚脱等表现,称为晚期倾倒综合征。倾倒综合征多见于胃大部切除术后,发生率为 10%~20%。

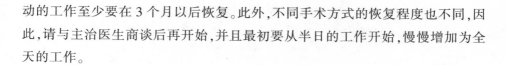

手术术式

胃肠吻合口缩窄术;幽门重建术;改为 Roux－en－Y 重建等,但手术效果尚待观察。

对于早期倾倒综合征者,应指导患者通过饮食加以调整,包括少食多餐,避免过甜、过咸、过浓的流质饮食;亦进食低碳水化合物、高蛋白饮食;餐后限制饮水喝汤;进餐后平卧 10~20 分钟。多数患者经调整饮食后,症状可以减轻或消失,术后半年到 1 年内能逐渐自愈,症状严重而持久者应及时就医。对于出现晚期倾倒综合征者,少进饮食,尤其是糖类,即可缓解。饮食中减少碳水化合物,增加蛋白质比例,少食多餐可防止其发生。

对于经保守治疗无效的患者,可考虑手术治疗。

179 手术切除后为什么要进行复查?

进展期胃癌手术后早期发生复发和转移比较常见。胃癌最常见的复发和转移方式包括:腹腔种植转移、肝转移、腹膜后淋巴结转移、局部复发。随访复查对发现肿瘤的进展、及时确立治疗方案有重要的意义。但全套的检查费用较

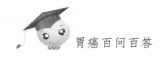
高,因此患者可以在复查前咨询您的经治医生,以便根据您自身的情况,选择最适合的检查项目。

180 什么时候进行复查?

术后 3 年之内至少每 3 个月复查一次;术后 3~5 年期间,每半年复查一次;术后 5 年以上,每 1 年复查一次。

181 术后复查要做哪些检查?

(1)一般检查。常规体格检查,大便隐血试验,血常规,胃肠肿瘤标志物,肝肾功能,营养状态,微量元素和电解质检查等。

(2)影像学检查。包括腹部+颈部 B 超、CT 等,X 线胸片、上消化道造影、MRI 等酌情选用。在此期间,如病情发生变化,需要随时密切复查。

术后定期行腹部 CT 检查,可提高复发灶的发现概率,建议术后 1 个月开始复查 CT,男性行上腹部平扫,女性需行上腹+盆腔平扫,频率一般为 3 年内每半年 1 次;3 年至 10 年,每年 1 次。如考虑局部出现可疑复发病灶,需同时行强化 CT。彩超(肝、胆、胰、脾、腹膜后、盆腔以及锁骨上淋巴结),手术后 3 个月检查 1 次;此后每 3 个月检查 1 次。

(3)胃镜检查。手术后至手术后 3 年内,每 6 个月 1 次;手术后 3 年以后,每年 1 次至终生。

(4)特殊检查。骨扫描检查(ECT)和 PET-CT 检查根据病情酌情选用。

182 为什么不能单一检查,需要联合多项检查?

对于胃癌术后复发转移的监测主要方法包括影像学检查和血清肿瘤标记物检测。胃镜检查只能了解局部胃癌是否有残留和复发,却无法判断是否有远处转移。CT 根据胃壁是否增厚来判断胃癌是否复发,在区分肿瘤残余、术后瘢痕组织及肿瘤复发上具有局限性,缺乏特异性。MRI 对胃癌术后复发的检查效果亦优于 CT,CT 对纤维化瘢痕组织与肿瘤不易区分,而在 MRI 图像上纤维化或瘢痕组织呈低信号,更容易进行鉴别。但是由于胃癌术后解剖层次破坏,解剖定位标志消失,残胃和周围组织器官的相对位置改变,对复发胃癌的定位比较困难。PET-CT 检查可以从代谢的角度较为准确地判断和区分是术后肿瘤残余、复发还是治疗后的纤维瘢痕组织。

目前 PET-CT 在胃癌术前检查和术后复查中均不是常规检查项目，当患者术前检查考虑合并远处转移可能时，需进行 PET-CT 检查明确。对于术后患者，当合并肿瘤标志物升高，或者肿瘤良恶性难以鉴别时，可考虑行 PET-CT 检查。

> **温馨提示**
>
> 对于术后肿瘤标志物升高，而 CT、MR 等影像学检查结果显示为阴性，或怀疑可能复发患者的临床诊断上，PET-CT 能对胃癌复发进行正确诊断并能准确定位和指导治疗。

胃癌术后贫血多见于全胃切除术后患者，发生率大约为 30%。由于胃切除术后胃酸大量缺失，以至于储存于肠黏膜细胞内的铁蛋白数量明显降低，从而导致缺铁性贫血；同时胃切除术后内因子大量下降，没有足够的内因子与维生素 B_{12} 结合，导致维生素 B_{12} 代谢障碍，无法经回肠吸收，造成巨幼红细胞性贫血。

胃切除术后患者应主动经口补充铁剂，以预防缺铁性贫血，必要时可应用右旋糖酐铁注射液。对于巨幼红细胞性贫血，需补充叶酸、维生素 C 等。全胃切除的患者需定期复查血常规。

183 胃癌术后复查时，为什么会发现胆汁淤积或胆石症呢？

发生胆汁淤积或胆石症的原因主要为以下几点：

（1）胃癌手术行淋巴结清扫时，尤其是清扫 5 区和 12 区淋巴结时，有可能损伤迷走神经肝支，导致胆囊收缩功能障碍，胆汁淤积形成结石。

（2）胃切除后，体内血管活性肠肽分泌增加，抑制胆囊的收缩和舒张功能。

> **温馨提示**
>
> 对于无症状者无需干预治疗，有症状者可先行保守治疗，无效后再考虑外科干预。对于胃癌术前已经存在胆囊结石的，可考虑行预防性胆囊切除。

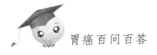
(3)胃切除术后胃酸分泌减低,导致肠道内细菌经胆道发生逆行感染,进而促进了结石的形成;此外,长期禁食的患者,胆囊收缩力下降,胆汁淤积同样会引起胆结石形成。

184 为什么每次化疗都抽血化验检查,可以省略吗?

化疗期间每周期需要复查血常规以及肝肾功能,评估化疗对血液系统和肝肾功能的毒副作用,如果出现严重不良反应,可及时减量或中止治疗。如不按时复查,一旦发生严重的血液系统毒副作用或严重的肝肾功能损伤,将会导致严重的后果,危及生命。

185 最近几次复查结果都很好,是不是可以少做几次 CT?

术后复查是预防肿瘤复发的重要手段,早期发现可以早期治疗。切忌因为工作繁忙或是近期复查结果较好而忽略定期复查的重要性。

186 肿瘤标志物检查结果有点升高,是复发了吗?

肿瘤标志物的结果不完全受肿瘤因素的影响,因此术后肿瘤标记物偶尔升高或在一定范围内轻度浮动,不代表肿瘤一定复发。出现这种情况时建议密切复查肿瘤标志物,必要时可结合影像学检查。

187 胃癌患者的生存率很低吗?

胃癌是我国常见的恶性肿瘤之一,发病率居各类肿瘤的首位。每年约有 17 万人死于胃癌,几乎接近全部恶性肿瘤死亡人数的 1/4,且每年还有 2 万以上新发胃癌患者。

胃癌的分期不同,治疗效果也不同。与其他大多数的癌症相同,根据治疗后 5 年的情况来判断是否治愈。胃癌复发多出现在治疗后 1~2 年内,而后复发率逐渐降低,5 年后复发率很低,因此将 5 年定为大致的标准。

我国胃癌确诊时分期情况

Ⅰ 期 占 4.1%,Ⅱ 期 占 21.8%,Ⅲ 期 占 31.7%,Ⅳ 期 占 42.4%。我国胃癌 5 年生存率大致如下:Ⅰ 期 83.3%,Ⅱ 期 59.3%,Ⅲ 期 22.1%,Ⅳ 期 1.8%。

因此,表示治疗 5 年后存活患者比例的 5 年生存率,是常用的观察指标。早期胃癌的 5 年生存率>90%。此外,诊断早期胃癌取决于黏膜浸润深度和分化程度。早期胃癌内镜下可行黏膜切除或黏膜下分离,与外科手术相比,其死亡率较低而疗效相似。而晚期胃癌的 5 年生存率仅为 10%~20%。

188 胃癌复发会有哪些表现?

胃癌术后局部复发通常发生在胃癌瘤床和附近的淋巴结;此外,胃癌手术吻合口、术后残胃或十二指肠残端复发也较常见。胃癌术后局部复发早期多无明显症状,进展期可出现肿块、梗阻、消瘦、贫血、腹水等。有上腹部饱胀感、沉重感、厌食、腹痛、恶心、呕吐、腹泻、消瘦、贫血、水肿、发热等。当肿瘤延及幽门口时,则可引起恶心、呕吐等幽门梗阻症状。

189 胃癌为什么会复发转移?

复发风险高低因人而异,与肿瘤分期、手术是否规范以及术后规范的辅助化疗等密切相关。总体来说,早期胃癌患者术后复发率较低,进展期胃癌患者术后复发风险较高,且分期越晚,复发率越高;同样的情况下,手术越规范、越标准,术后复发率越低;对于进展期胃癌,接受规范的术后辅助治疗的患者复发率要低于未接受辅助治疗者。

190 胃癌复发转移的主要原因有哪些?

导致胃癌复发转移的原因主要有以下几种情况。

(1)手术治疗不够彻底。少数非肿瘤专科医生只注重近期疗效,单纯从创伤角度出发,不适当地缩小胃癌根治的手术范围,以致腹腔内残留了少量的肉眼难以发现的癌肿组织或转移淋巴结,加上术后又忽视综合治疗。虽然患者在术后近期常恢复得很好,但过了一段时期(一般手术后 1 年之内),就会出现癌肿复发。

(2)手术时机较晚。患者在接受手术治疗前,已经属于较晚期的胃癌,癌肿已穿透胃壁,侵及腹腔和邻近的器官组织,如胰腺、结肠、肝脏、肠系膜等。在手术中无法根治性地切除肿瘤,以致腹腔内残留数量不等的癌组织,这些患者往

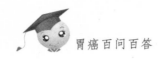

往术后不久便出现复发。

(3)机体免疫力低下。有许多胃癌患者术前已有机体免疫力下降,主要表现在免疫防御功能的减退,即体内的免疫细胞识别和杀伤癌细胞的能力降低;加上手术创伤和麻醉对身体抵抗力的打击,致使这类患者在手术后免疫力更低。如果患者术后免疫力低下,残余肿瘤极易快速生长,导致复发转移。

(4)肿瘤的恶性程度。胃癌病理类型有很多种,包括乳头状腺癌、管状腺癌、黏液腺癌、印戒细胞癌等;根据其恶性度可分为:低分化腺癌、中分化腺癌、高分化腺癌。分化程度越低,恶性度越高。往往老年患者其胃癌的恶性程度相对较低,而年轻的胃癌患者恶性程度相对较高,预后较差。一般来说,恶性程度较高、对化疗抗药性强的癌肿,较恶性程度低、对化疗敏感的癌肿易于复发。

(5)术后未行规律的治疗。没有定期进行辅助治疗或按时吃药。胃癌虽然经过手术可以得到基本的好转,但是建议患者仍然需要坚持一定的药物治疗。这些药物可以帮助抑制和杀灭残余的癌细胞以及促进胃部功能的恢复,增强自身的免疫能力,减少胃癌的复发。

(6)不良生活习惯。有的患者以为手术后就彻底康复了,于是经常食用一些烧烤、辛辣或富含亚硝酸的食物,导致胃癌术后迅速复发。

191 怎样才能及早发现复发转移?

胃癌手术后患者1~2年内复发最多,每3个月复查一次,尤其是手术后第一年是关键。首先,在复查时注意患者的主诉及查体,及时发现异常体征和症状。其次,监测肿瘤标志物变化,主要测定 CEA、CA199、CA724、CA242 等。若术前已有肿瘤标志物升高,术后检测可作为疗效考核和随访有无复发的指标;倘若1个月内连续两次检测结果持续升高,应警惕复发的可能。同时,结合影像学检查判断病情,胸部 X 线主要了解是否有肺转移(必要时行胸部 CT 检查);腹部超声及 CT 主要观察肝、胆、胰、脾、肾、腹腔内及腹膜后淋巴结以及有无腹水、女性卵巢是否有种植转移等。胃镜检查和上消造影检查至少每半年复查一次。经济条件较好的患者,可选择 PET-CT 检查,能一次性查出全身各个部位2mm 以上的胃癌转移灶。

192 胃癌复发转移后要怎么办？

胃癌术后复发应根据患者自身情况和肿瘤具体情况决定下一步治疗方案。一般术后复发再次手术切除率较低，一般低于30%，经验丰富的医学中心可达40%以上。不能手术的复发癌则需要根据患者的身体情况进行标准评分，选择化疗或者支持治疗。

温馨提示

化疗是最常规的治疗方案，可以遏制肿瘤生长，提高患者的生存期，而最佳支持治疗的目的在于尽量减缓患者的症状，提高患者的生存质量，尽可能延长患者的生存期。

193 残胃复发应该如何治疗？

此种复发形式多发生在首次手术为根治手术的病例，其中包括早期胃癌、异时性或同时性多发癌、残胃癌等。此种复发距首次手术的时间长，手术切除率较高，应积极争取根治手术，包括残胃全切、受侵脏器及淋巴结的联合切除，术后3年生存率可达60%。

194 局部复发如何治疗？

吻合口周围复发，早期诊断较困难，多以吻合口狭窄、梗阻性黄疸、腹部包块为主要临床表现。此时，患者状态较差，给外科治疗带来很大困难，手术切除率较低。对有梗阻的患者可行短路手术及空肠营养等处理；对有黄疸的患者，如病变仅局限于胰头部，可行胰十二指肠切除术。腹膜后淋巴结转移患者再次手术率低，可行同步放化疗，"同步放化疗"就是在放疗的同时，给予患者口服或静脉的化疗药物。其目的，一是应用化疗药物的放射增敏作用来增加肿瘤对放射线的敏感性，有助于肿瘤细胞被更彻底地消灭；二是化疗药物本身对远处可能已经潜在的肿瘤转移细胞有杀灭作用。

195 肝转移应该如何治疗？

肝转移则意味着病情进入晚期，生存时间短，预后差。对于胃癌肝转移的手术方案尚有争议。目前多主张全身治疗为主。单纯的肝转移病例，以往的手

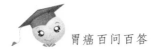

术原则基本等同于初诊肝转移病例,即单个或多个局限一叶或一段者,应力争手术切除;对残胃复发合并肝转移者,处理原则相同,即可在切除残胃后再考虑肝转移灶切除。

肝动脉化疗灌注/肝动脉化疗栓塞术,是将导管选择性或超选择性插入到肝脏肿瘤供血靶动脉,进行肝动脉化疗灌注,从而在肝脏形成局部药物高浓度;或者注入适量的抗癌药物和栓塞剂使靶动脉闭塞,起到化疗性栓塞的作用,引起肿瘤组织的缺血坏死,用于治疗不可手术切除的肝脏转移病灶,且毒副反应较小。

196 腹膜转移应该如何治疗?

腹膜转移是胃癌复发最多见的一种形式,治疗很困难。目前为止,并无行之有效的国际认可的标准治疗方案,因此胃癌腹膜转移的诊疗模式值得深入探讨。目前,普遍被接受的仍然是 Paget 提出的"种子–土壤"学说,即单个肿瘤细胞从原发部位脱落,这些游离的肿瘤细胞分散于腹腔液中,肿瘤细胞分泌细胞因子等,引起腹膜发生纤维化等变化,为腹膜转移提供"土壤",肿瘤细胞与腹膜间皮细胞通过细胞间黏附分子 1 和 CD44 等直接相互作用,打开腹膜间皮细胞之间的细胞连接,到达腹膜间皮的细胞外基质,通过整合素等引起基质降解,肿瘤细胞侵袭进入间皮下层,继续浸润性恶性生长。

腹膜切除术是近年来针对胃癌腹膜转移外科治疗提出的一个新概念,系指对有明显转移灶的腹膜施行区域性腹膜切除,其适应证为转移性病灶在腹膜分布有限而无肝转移和远处淋巴结转移。初步临床研究表明,腹膜切除术与常规手术相比,在治疗腹膜复发和延长术后生存时间方面有较显著改善,但作为一种新的术式,其具体操作和要求在不同国家和地区仍有差异,有待进一步探讨和完善,使其标准化和具有可比性。

温馨提示

应用顺铂、紫杉醇等化疗药物,温度波动在 40℃~42℃,灌注时间 30~120 分钟不等。胃癌术后腹膜转移进行术中腹腔灌洗术和辅助腹腔化疗是有效的。

对于因腹膜转移形成肠梗阻者,可行姑息性肠切除、肠造瘘,也有报道采用全腹膜切除术治疗腹膜转移的,但疗效不一。1995 年有学者提出腹腔热灌注化疗的概念是将肉眼可见的病灶切除后,给予高浓度的局部化疗,以消灭微转移,另外,加热后温度有额外的抗肿瘤效应,并增加化疗药物的腹膜穿透能力。

197 全身多发转移应该如何治疗?

患者出现不同部位的多处转移或同一脏器的多处转移,全身化疗或分子靶向药物治疗是这部分患者的基础治疗。此时化疗以减轻患者症状、延长生存期、提高生活质量为目的。选择化疗方案时要权衡疗效与毒副作用的关系,本着减轻痛苦,缓解并发症、提高生存质量和延长生存期为目的。靶向治疗,是在细胞分子水平上,针对已经明确的致癌位点(该位点可以是肿瘤细胞内部的一个蛋白分子,也可以是一个基因片段)来设计相应的治疗药物,药物进入体内会特意地选择致癌位点与其相结合发生作用,使肿瘤细胞特异性死亡,而不会波及肿瘤周围的正常组织细胞,所以分子靶向治疗又被称为"生物导弹"。适合靶向治疗的胃癌患者仅为 16%左右,这部分患者是 HER-2 阳性的转移胃癌患者。这些患者必须通过基因检测才能确定。如果癌症患者为 HER-2 阳性,那么他们体内有一种蛋白质,会刺激癌细胞疯狂增长,病情易复发和转移。胃癌患者在接受治疗前必须明确 HER-2 状态,但遗憾的是,我国胃癌患者中接受 HER-2 检测率尚不足 10%。

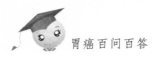

参考文献

[1]房静远,高琴琰.胃癌临床诊治的变迁与研究进展[J].中华消化杂志,2015,35(1):4-6.

[2]谢海健.贲门癌的研究概况和预防[J].基层医学论坛,2015,25:3565-3566.

[3]洪黎清,陈志山,杨昌毅,等.残胃癌的病因及预防对策分析[J].中国肿瘤外科杂志,2013,04:209-211+214.

[4]张莉,董蕾.胃癌发生的危险因素及预防措施[J].国外医学(医学地理分册),2009,02:69-70.

[5]朱建明,王文强,钱小毛.胃大部切除术患者术后残胃幽门螺杆菌感染的影响研究[J].中华医院感染学杂志,2015,04:898-900.

[6]刘文忠.根除幽门螺杆菌预防胃癌:希望和困惑[J].胃肠病学,2015,01:2-4.

[7]朱正纲.进一步重视胃癌转移复发的预防与治疗[J].外科理论与实践,2015,01:1.

[8]薛清萍,潘雄飞,李思齐,等.四川省胃癌与生活习惯和行为影响因素关系分析[J].现代预防医学,2015,07:1257-1260.

[9]孙洋,黄晓俊,陈鹭.胃癌相关危险因素的研究进展[J].世界华人消化杂志,2015,30:4831-4837.

[10]徐李燕.五大癌症如何预防[J].江苏卫生保健,2015,17:24-25.

[11]预防胃癌的八项措施[J].中国肿瘤临床与康复,2015,11:1390.

[12]郑莹,吴春晓.上海地区胃肠肿瘤流行趋势与防控策略[J].内科理论与实践,2015,05:319-324.

[13]简文,赵颖.胃癌防治知识对胃癌患者早期诊断影响的调查研究[J].实用临床医药杂志,2015,22:31-33.

[14]于国伟,梁会.胃癌遗传易感性基因的研究进展[J].世界华人消化杂志,2014,01:53-58.

[15]梁云麒,沈克平,胡兵.中医胃癌病机与治法研究[J].中华中医药学刊,2014,03:513-515.

[16]李汀,杨利萍,王毅,等.西安地区胃癌危险因素病例对照研究[J].陕西医学杂志,2014,03:358-361.

[17]李威,夏涛,甘涛.胃癌根治术后营养支持治疗的现状与进展[J].中国医药指南,2014,06:36-37.

[18]彭侠彪,陈万青,陈志峰,等.中国贲门癌流行概况[J].中华普通外科学文献(电子版),2014,02:156-159.

[19]杨惠珍,张立玮.食管胃结合部癌前病变和早期癌的研究进展[J].中华临床医师杂志(电子版),2014,01:136-140.

[20]廖成文,许牧,黄文泉.胃癌实验动物模型研究进展[J].长江大学学报(自科版),2014,15:115-118+5.

[21]邹文斌,吴浩,蔡全才,等.胃癌危险因素研究进展[J].中国实用内科杂志,2014,04:415-420.

[22]万晶晶,马兴刚.胃癌病因学的研究进展[J].医学综述,2014,14:2542-2544.

[23]韩盛玺,张志宏.探索胃癌预防的最佳策略[J].西部医学,2012,07:1231+1235.

[24]张霖.探讨胃癌的预防[J].中国现代药物应用,2009,01:45-46.

[25]石岩岩,丁士刚.胃癌病因及发病机制的研究进展[J].中华临床医师杂志(电子版),2013,17:7941-7944.

[26]郑培永,李凯,郑丰杰.胃癌的中医发病机制及研究思路探讨[J].辽宁中医杂志,2008,04:509-511.

[27]丹若.预防胃癌 少吃烧烤[J].食品与健康,2015,01:36-38.

[28]侯丽.胃癌,要引起重视的健康杀手! [J].家庭中医药,2015,02:24-26.

[29]王风昕.肿瘤专家的防癌15招[J].人人健康,2015,19:61.

[30]陈峻青,夏志平.胃肠癌手术学(第2版)[M].北京:人民卫生出版社,2008:170-182.

[31]郝希山.肿瘤手术学[M].北京:人民卫生出版社,2008:170-182,702-715.

[32]毕建威.胃肠外科新进展[M].北京:人民军医出版社,2009:173-200.

[33]金锋,徐惠绵.胃外科要点与盲点[M].沈阳:辽宁科学技术出版社,2009:130-145.

[34]李福年,张佃良,王海波.再手术学:普通外科卷[M].北京:人民卫生出版社,2007:565-607.

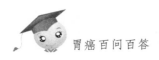

[35]俞耀军,郑志强,林胜璋,等.胃癌淋巴结清扫术所致淋巴漏的防治[J].中华普通外科杂志,2005,08:495-496.

[36]梁寒.胃癌[M].北京:北京大学医学出版社,2012:424-429,63.

[37]石汉平,凌文华,李薇.肿瘤营养学[M].北京:人民卫生出版社,2012:1067-1070.

[38]石汉平,李苏宜,王昆华,等胃癌患者营养治疗指南[J].肿瘤代谢与营养电子杂志,2015,02:37-40.

[39]静脉治疗护理技术操作规范[J].中国护理管理,2014,01:1-4.

[40]赵林芳.注重细节管理 提升静脉治疗安全性[J].中国护理管理,2014,06:566-569.

[41]陈凛,卫勃,唐云.胃癌[M].北京:军事医学科学出版社,2014:172-176.

[42]陈秀华,唐美玲.人性化护理在癌症化疗患者中的应用体会[A]//中华护理学会.全国肿瘤护理学术交流暨专题讲座会议论文汇编[C],2007:2.

[43]李萱,白诺.胃癌患者化疗并发症预防中循证护理的应用价值分析[J].世界最新医学信息文摘,2015,65:229-230.

[44]李萍.恶性肿瘤化疗药物副反应的预防及护理 [J].当代护士(下旬刊),2014,10:91-93.

[45]周永进.化疗病人的心理护理[A]//中华护理学会.全国肿瘤护理学术交流暨专题讲座会议论文汇编[C],2014:363-364.

[46]兰尧,汪秀云,许辉琼,等.卡培他滨、替吉奥及5-氟尿嘧啶引起奥沙利铂化疗患者手足综合征的临床护理[J].检验医学与临床,2015,19:2939-2940.

[47]王咏梅.胃癌病人化疗期间失眠相关因素分析及护理对策[J].黑龙江医药,2012,04:658-660.

[48]朱振宇.胃癌患者围化疗期焦虑水平对OLQ-STO22问卷评分影响分析[J].中国实用医药,2012,33:258-259.

[49]俞美善.胃癌术后病人化疗期间恶心呕吐的预防和护理[J].中国保健营养,2013,01:352.

[50]陈灼燕.自我管理教育在胃癌化疗患者饮食指导中的应用[J].齐鲁护理杂志,2012,30:5-7.

[51]中国抗癌协会癌症康复与姑息治疗专业委员会,中国临床肿瘤学会抗肿瘤药物安全管理专家委员会.肿瘤治疗相关呕吐防治指南(2014版)[J].临床肿瘤学杂志,2014,(3):263-273.

[52]胡小翠.营养教育在肿瘤放疗患者中的应用[J].河南肿瘤学杂志,2005,03:217-218.

[53]胡小翠.癌症病人出院后的营养建议[N].大众卫生报,2007-06-19(10).

[54]凌轶群.胃部肿瘤的营养防治[J].抗癌,2014,27(3):17-19.

[55]刘晖杰,许华,宁四清.鸦胆子油乳注射液联合DX方案治疗晚期胃癌临床研究[J].实用医院临床杂志,2010,7(6):76:77

[56]杨振斌,方晓华,高鹏,等.磨积散联合化疗治疗中晚期胃癌临床观察[J].现代肿瘤医学,2008,16(8):1405-1407.

[57]尤建良,黄萧娜.扶正和胃合剂辅助化疗治疗中晚期胃癌及对生活质量的影响[J].陕西中医,2009,30(9):1112-1114.

[58]颜君.浅谈如何运用中医方法治疗胃癌[J].中外医疗,2009,2811:124.

[59]李佃贵,史纯纯,崔建从,等.中医"治未病"思想在胃癌防治中的应用[J].环球中医药,2009,206:422-424.

[60]宋传菊,杨成祖.辨证论治配合食疗治疗胃癌探析[J].陕西中医,2012,36101:70-71.

[61]郑伟达.中医肿瘤治疗经验[M].北京:中国医药科技出版社,2008:85-90.

[62]詹文华.胃癌外科学[M].北京:人民卫生出版社,2014:645-647,606-611.

[63][美]大卫·凯尔森,约翰·达利,乔尔·泰珀,等.胃肠肿瘤学:原理与实践[M].梁寒,主译.天津:天津科技翻译出版有限公司,2012:323-329.

[64]沈雁英,等.肿瘤心理学[M].北京:人民卫生出版社,2010:60-61.

[65]李立明,叶冬青,等.流行病学[M].北京:人民卫生出版社,2007:157-158.

[66]郝希山,魏于全.肿瘤学[M].北京:人民卫生出版社,2010:20-21.

[67]全国卫生专业技术资格考试专家委员会.肿瘤学[M].北京:人民卫生出版社,2013:172-174.

[68]中国CSCO胃肠间质瘤专家委员会.中国胃肠间质瘤诊断治疗共识[J].临床肿瘤学杂志,2013,18(11):1025-1032.

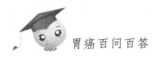

[69]魏治宙,张俊,蒲晓兵,等.气管插管下气管切开术与常规气管切开术并发症的比较[J].四川医学,2011,03:405-406.

[70]陈凛.胃癌-301健康科普丛书[M].北京:军事医学科学出版社,2014.

[71]吴在德.外科学[M].(6版)北京:人民卫生出版社,2003.

[72]张华.胃肠减压鼻胃管最佳置入长度及体外测量方法的研究[D].天津:天津医科大学,2009.

[73]陆凤翔,吴文溪.实习医师手册[M].南京:江苏科学技术出版社,2008:465.

[74]姚尚龙.现代麻醉学进展[J].华中医学杂志,2006,02:77-78.

[75]陈强,施纯玫,杨升,等.胃癌腹腔种植转移的防治[A]//中国医师协会肿瘤医师分会、中国抗癌协会肿瘤临床化疗专业委员会.中国肿瘤内科进展 中国肿瘤医师教育(2014)[C].中国医师协会肿瘤医师分会,中国抗癌协会肿瘤临床化疗专业委员会,2014:4.

[76]王舒宝.复发胃癌的生物学特点与外科治疗[A]//中国抗癌协会,中华医学会肿瘤学会.第三届中国肿瘤学术大会教育论文集[C].中国抗癌协会,中华医学会肿瘤学会:2004:2.

[77]周进,张红雁,罗文广,等.探讨局部进展期胃癌预后与术后复发因素及辅助治疗意义 [A]//中国抗癌协会肿瘤放射治疗专业委员会,中美放射肿瘤协会(SANTRO).中国抗癌协会肿瘤放射治疗专业委员会学术大会中美放射肿瘤协会(SANTRO)第三届学术会议2012济南国际放射肿瘤学论坛论文汇编[C].中国抗癌协会肿瘤放射治疗专业委员会、中美放射肿瘤协会(SANTRO),2012:1.

[78]李景辉.胃癌根治术后复发的相关临床因素及预后分析[D].天津:南开大学,2012.

[79]崔溪溪.局部进展期胃癌根治术后复发模式和预后分析[D].苏州:苏州大学,2014.

[80]吴洁.孙桂芝防治胃癌复发转移经验[N].中国中医药报,2007-06-20(06).

[81]高翔.胃癌腹膜转移治疗有突破[N].健康报,2011-06-08(02).